사진과 증례로 배우는

아토피 피부염의 한방치료

피부과전문의 니노미야 후미노 지음

한의사 김경래 옮김

군자출판사

사진과 증례로 배우는

아토피피부염의 한방치료

첫째판 1쇄 인쇄 | 2012년 2월 10일
첫째판 1쇄 발행 | 2012년 2월 20일

지 은 이 니노미야 후미노
옮 긴 이 김경래
발 행 인 장주연
편집디자인 이민혜
표지디자인 윤수진
발 행 처 군자출판사
등 록 제 4-139호(1991. 6. 24)
본 사 (110-717) 서울특별시 종로구 인의동 112-1 동원회관 BD 6층
Tel. (02) 762-9194/5 Fax. (02) 764-0209
부 산 지 점 Tel. (051) 893-8989 Fax. (051) 893-8986

The original japanese language work
Has been published by:

Gensosha Inc.
Jinbocho, Kanda, Chiyoda-ku, Tokyo, Japan

www.koonja.co.kr

* 파본은 교환하여 드립니다.
* 검인은 저자와의 합의 하에 생략합니다.

ISBN 978-89-6278-524-1

정가 38,000원

사진과 증례로 배우는

아토피 피부염의 한방치료

번역을 하면서

조기호, 최인화 교수님이 번역하신 '(사진과 증례로 배우는)피부질환의 한방치료' 에 이어 二宮文乃(니노미야 후미노)선생의 저서를 한권 더 한국에 소개할 수 있어서 기쁘게 생각합니다.

二宮文乃 선생은 일본 피부과전문의이며, 1967년부터 한방의학을 시작하여, 난치성 피부질환의 한방치료에 꾸준히 매진해오며 여러 저서와 논문 발표등의 활동을 활발히 해오신, 피부과 한방진료 분야의 대가입니다.

선생은 피부질환을 파악함에 있어서 인체 전체를 바라보는 관점에서, 내적인 원인인 氣血水와 五臟의 불균형을 파악하여 바로잡음과 동시에 피부자체의 병변을 다스리는, 本治와 標治를 겸하는 사고 방식을 견지하여 왔는데, 이 책에서도 마찬가지로 선생의 실용적이며 실천적인 이론들이 쉬우면서도 깊이 있게 잘 설명되어 있습니다.

특히나 개별 증례에 있어 꼼꼼하고 자세한 기록과 풍부한 사진들은 아토피 피부염 환자를 진료함에 있어서 정말 가치 있는 내용들이라 생각합니다.

저자가 전하고자는 하는 바를 충실히 전달하고 싶었고, 일본어 직역 어투를 되도록 피하고 한글 의학용어로 풀어서 번역하려 노력했으나, 중간 중간 주석이 미비한 점 등이 있어 완벽한 번역은 아니라고 생각됩니다. 부족한 부분은 아낌없는 지적과 비판을 부탁드립니다.

좋은 책의 번역을 맡겨주시고 번역하는 과정에서 많은 도움을 주신 군자출판사 박혜영 부장님의 노고에 감사드립니다.

피부과 진료를 하시는 한의사 선생님들께 도움이 될 수 있도록, 앞으로도 피부과 질환의 한방치료에 관한 서적과 논문들이 활발히 출판되기를 희망합니다.

2012년 1월

김 경 래

서 문

본서는 일상 자주 보는 피부 질환을 '오장五臟' 과 '기혈수氣血水' 로 이해하고자 했다.

피부 증상을 나타내는 질환은 표면을 치료하는 것만으로 충분하다고 하는 경우가 많다. 그러나 옛부터 「피부는 내장의 거울」이라고 하듯이, 피부 질환은 내장 즉 오장육부五臟六腑의 이상이 반영되는 증례를 많이 볼 수 있다. 특히 오장의 기혈수 이론은 이미 에도江戶기에 吉益南涯가 확립하고, 최근에 보다 많이 응용하게 되었다.

피부염의 치료는 표피表皮의 표치標治와 뒤의 본치本治를 조합해 실시한다. 항상 기혈수의 기 순환에 의한 증證을 확인하고 처방을 결정하면 치료의 폭이 넓어져 보다 치료효과가 높아진다. 혈수는 기를 타고 체내를 순환한다. 기체氣滯라고 하는 기의 정체가 피부와 전신에 혈수의 과부족을 일으켜 병을 유발한다.

기 순환 검사는 현대 의학적으로는 SDSSelf-rating Depression Scale, CMICornell Medical Index, YGYatabe Guilford 성격검사 등을 실시하지만, 동양 의학적으로는 기허氣虛, 기울氣鬱, 기역氣逆, 혈허血虛, 어혈瘀血, 수독水毒을 참고로 한다. 피부과 검사로는 긴장하면 손발바닥에 땀이 차는 사람이 많은 것을 감안하여 스트레스 부하검사를 실시하고 전후 발한량의 차이를 평가한다. 기 순환 정도를 이해하고 그것에 의해 이기제理氣劑를 다른 처방과 조합함으로써 대부분 피부 질환에 응용할 수 있는 것으로 판명되었다. 그리고 현재 이전까지 난치였던 질환들이 완화 내지 치유에 이르게 되었다. 2000례에 이르는 검사 결과로 판단이 가능해진 덕분이다.

동양 의학의 심신일여心身一如란 이런 것이었나를 실감하면서 많은 피부 질환의 치료를 날마다 실시하고 있다. 각각의 질환에 대한 증례 수는 적지만 모두 전술한 방법으로 행한 결과이므로 실례에 참고로 해 주면 다행이겠다.

피부과적 해석과 동양 의학적 해석을 나열하여 기술한 것은 그다지 한방에 정통하지 않은 분이라도 쉽게 이해할 수 있도록 배려한 것이다. 피부를 치료하기 위해서는 각 과에 걸친 기본적인 이해가 반드시 필요하다. 그것에 따라 피부 진료는 좋은 경과를 취한다. 이와 같은 의미에서 각 과의 여러분들이 참고해 주실 수 있을 것이라고 생각한다. 사용 처방은 모두 한방 엑기스 제제이며 경우에 따라서는 한가지 생약을 가미하여 작용을 강화한 것도 있다. 실제 일상 치료에 도움이 되리라 생각한다.

이번에 草源社의 吉田幹治 사장의 정성어린 노력으로 발간되어 이 자리를 빌어 깊은 감사의 말씀을 드린다.

2008년 1월

니노미야 후미노二宮 文乃

차 례

제1장

아토피피부염의 한방치료

아토피피부염을 동양의학적으로 파악한다

급증하는 현대병

아토피피부염은 이전에는 소아건조형 피부염 등으로 불리웠고, 특별히 큰 문제는 되지 않았으며, 환자수도 매우 적었다. 그러나 그것이 근래에는 유아나 소아뿐만이 아니라, 성인을 포함해 환자수가 급증하고 있다.

그 배경요인은 역시 식생활일 것으로 필자는 생각하고 있다. 일본이 본격적인 고도 성장기를 맞이하기 전까지, 즉 1964년 동경 올림픽 무렵까지, 일반적인 일본인의 식탁은 밥과 된장국, 생선 등 모두 소박한 음식이었다. 그런 시기에는 지금 말하는 아토피피부염으로 환자가 피부과를 찾는 일은 없었다.

1960년대 중반의 일로 기억하고 있지만, 도쿄에서 피부과 관련 학회의 지부회가 열리고 거기에서 의사의 현장 연수를 위해 증례수가 적은 질환의 환자가 참석하는 등 환자 공개가 있었다. 미국에서 연수를 마치고 돌아온 어느 의사가 "이것이 아토피피부염입니다."라고 한 명의 환자를 데려 왔다. 그것이 필자가 '아토피피부염'을 접한 최초의 경험이었다. 그러나, 도대체 어디가 어떻게 다른지, 그다지 이거다 싶은 느낌이 오지 않았던 것을 기억하고 있다.

아토피피부염의 환자가 급증한 것은 1980년경에 들어오고 나서이다. 패스트 푸드나 레토르트 식품, 냉동식품 등의 편리한 식품이 일상생활 속에 녹아드는 것과 때를 같이 하고 있다. 거기에는 화학적 식품 첨가물防黴劑의 문제도 있다고 느끼고 있다.

또 커피나 주스류를 일상적으로 음용하게 된 것, 과자류도 다양해져서 단 것을 많이 섭취하게 된 식습관의 변화도 큰 관련이 있을 것이다.

아토피 환아의 모친을 보면, 된장국 등을 스스로 끓여본 적도 없는 사람이 많다. 그만큼 식사 지도를 철저하게 하기까지에는 치료자 측에서 말할 수 없이 끈기가 필요한 것이다.

현재의 일반적인 상황을 보면 식생활이 개선되고 있는 세태도 아니고, 아토피피부염이 감소한다고 하는 요소도 없다. 거기에 한층 더 환경이나 스트레스 등의 문제도 보태져 상황은 더욱더 어려워졌다.

알레르기 요인 · 비알레르기 요인과 스트레스 요인

우선 아토피피부염의 원인을 피부과적으로 살펴보고자 한다. 아토피피부염은 알레르기성 질환이라고 생각되기 쉽지만, 전부가 알레르기에 기인하는 것은 아니다. 피부과적인 견지에서는 아토피피부염을 **알레르기 요인**과 **비알레르기 요인**으로 크게 나눌 수 있다(❶).

❶ 아토피피부염의 원인

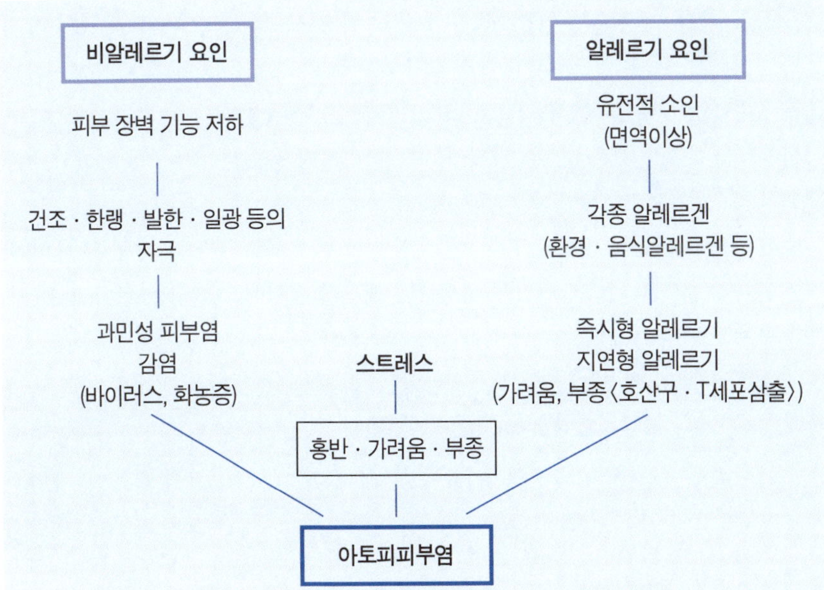

비알레르기 요인은 **피부 장벽(Barries) 기능의 저하**가 일어나고 거기에 물리적인 건조나 추위, 발한이나 일광 등에 의한 자극이 가해지는 것이다. 제3장의 '가을' 의 항에서도 자세히 설명하겠지만, 각질층 세라미드의 부족과 수분보습기능의 저하에 의해 외부환경으로부터의 자극에 취약해지게 된다. 바이러스, 포도상구균 등에 감염되기 쉽고, 더욱 악화되는 경우가 있다.

한편 알레르기 요인으로는 **유전적 요인인 면역이상**(과민반응)을 들수있다. 거기에, 특히 유아기의 음식 알레르겐이나 진드기 · 집먼지 · 꽃가루 등 각종 환경 알레르겐이 관련 있다. 즉, 여러 가지의 알레르겐을 흡입 또는 섭취하거나 접촉하게 되어 체내에 들어오게 되고 그 중에서 면역이상 반응을 유발하는 것이 있어서 알레르기 요인을 가진 사람에게 피부염을 일으키게 만드는 것이다.

급성인 I형 알레르기에서 만성인 IV형 알레르기라는 일련의 흐름이 있지만, 즉시형 – I형 알레르기는 알레르겐이 체내에 받아들여지자마자 활발하게 반응해 두드러기과 같이 발병하는 것으로, 붉은기를 띠거나 가벼운 부종을 일으키는 정도의 것이다. 지연형 – IV형 알레르기에 이르는 흐름에서는 시간이 경과함에 따라 호산구나 T세포 등 다양한 세포가 진피의 혈관으로부터 나오게 되어 그것이 표피에 들어가 염증을 악화시킨다. 이 혈관으로부터 여러 가지 세포가 나오는 것 그것이 유전적 소인이라고 할 수 있고, 그 요소는 몸의 내부라 할수 있는 裏에 있다. 예를 들면 위장(비위脾胃)이 약한 것 등이 그러한 요소이다.

서양약을 대표하는 항알레르기제, 항히스타민제가 유효한 것은 I형 알레르기뿐이다.

게다가 특히 최근의 경향으로서, 제3요인인 스트레스를 간과할 수 없다. 스트레스 요인에 의한 아토피피부염의 예에서는 본래부터 신경이 과민한 사람이 많고, 내외의 인자가 다양한 모습으로 스트레스가 되어 영향을 미쳐 피부염이 악화되기 쉽다. 건조한 아토피 피부는 건드리는 것만으로 가려움이 발생되고 전신에 퍼져 피부염이 된다. 꽤나 성가시고 힘든 일이겠지만, 버릇이라고도 할 수 있는 긁는 동작을 하지 말것을 늘 의식하고 있어야 한다. 환자에게는 가능한 한 긁지 않도록, 자신의 손을 주의하는 것이 필요하다.

한방漢方의 관점으로 보는 아토피 피부염의 변화 단계

치료시에는 즉시형 – I형 알레르기로부터 지연형 – IV형 알레르기까지, 일련의 흐름을 파악하는 것과 동시에, 그 단계마다 변화하는 피부 증상에 정확히 대처해야 한다.

한방약은 서양약과는 달리, I형부터 IV형까지, 아토피피부염의 모든 단계에 대응하는 처방을 갖고 있다라는 큰 장점이 있다.

한방적으로 보면, 피부염은 태양병太陽病 → 소양병小陽病 → 양명병陽明病 → 태음병太陰病 → 소음병少陰病 → 궐음병厥陰病(육경六經·삼음삼양三陰三陽)과 같이 변화한다(❷). 초기의 I형에서는 이것을 육경六經에서 말하는 바인 태양병太陽病位로 파악하여 〈소청

❷ 습진 삼각 – 육경(삼음삼양)

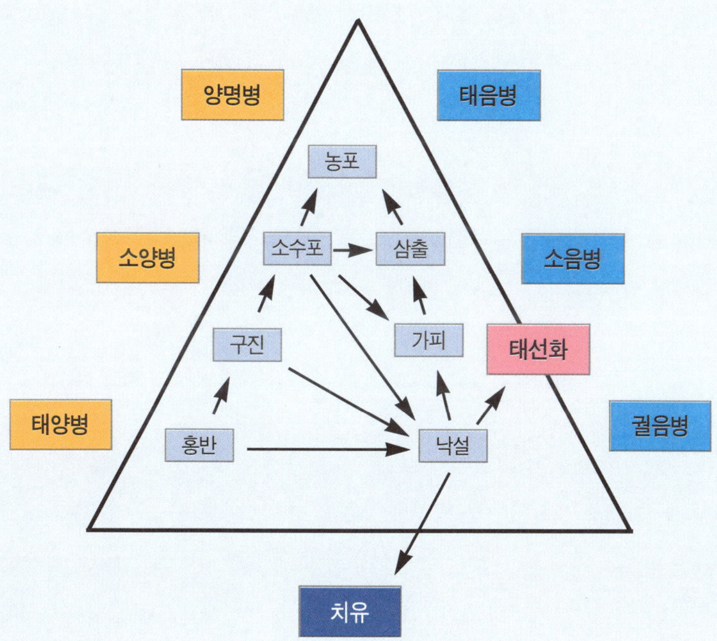

룡탕〉 〈갈근탕〉 〈계지탕〉 등이 사용된다.

Ⅳ형은 병이 점차 안으로 들어가 내상형內傷型이 되어 피부염 그 자체가 만성화한 것이다. 피부 상태도 홍반만이 아니고 수포·농포·삼출 등을 초래하고, 가려움도 늘어나 좀처럼 없어지지 않는다. 이것은 양명병陽明病位 정도에서 태음병太陰病位 정도, 소음병少陰病位 정도로 파악된다. 안쪽으로부터의 치료가 필요하고, 〈계지가황기탕〉이나 〈십전대보탕〉 〈보중익기탕〉 등이 사용된다. 그 사이에 있는 소양병少陽病位 정도에는 〈소풍산〉, 또 〈사역산〉을 필두로 하는 시호제 등이 이용된다.

한방에서의 내인과 외인

한방적으로 아토피피부염의 요인을 생각해 보자. 한방에서는 **내인內因**과 **외인外因**으로 파악하는 방식을 사용한다. 우선은 내인內因에 관해서 살펴보도록 하겠다(❸).

앞에서 설명한 알레르기 요인인 유전적 소인은, 한방으로 말하면 근본인 신腎의 영역에 들어간다. 선천적인 허약(**신정腎精의 부족**) 때문인 면역 이상으로 파악하는 것이다. 기본적으로 각종 감염에 대해 약한 상태이다. 신음허腎陰虛는 허열虛熱(내열內熱)을 발생시키고, 또 만성이 되면 신양허腎陽虛가 되어 냉기가 생겨 그것들에 의해 피부염이 발병한다.

그리고 극히 중요한 것이 **비위의 허약(비허脾虛)**이다. 소화 기능의 저하에 의해 습열濕熱이 쌓이기 쉬워져 피부염으로 연결된다. 또, 이 경우에는 **위기胃氣**가 폐에 순환하지 않게 되어 내외의 수분의 편재를 초래하게 된다.

위기胃氣가 폐에 순환하지 않는 것으로 **폐기허肺氣虛**가 되면, 표피에서 작용하는 위기衛氣는 충분히 만들어지지 않고, 체표를 둘러쌀 수가 없다. 그 때문에 피부는 말라 버린다. 그렇게 되면 음식 알레르겐, 환경 알레르겐 등의 자극에 의해 피부염을 일으켜 습진의 여러 형태가 나타나게 된다.

아토피피부염에 관해서는 신腎, 비脾, 폐肺 – 이 3가지 장臟이 주로 관련이 있다고 생각된다. 아토피피부염이라고 하면 무엇인가 특별한 것으로 받아들일지도 모르지만, 신腎, 비脾, 폐肺의 3가지 장臟이 주로 관련이 있다는 의미에서 다른 천식이나 알레르기비염, 꽃가루 알레르기 등의 알레르기 질환과 뿌리는 같다. 한 명의 환자가

❸ 체질적(유전적) 요인 – 내인

- **신정부족(신음허腎陰虛, 신양허腎陽虛)**
  선천적 허약이 있고 면역 이상을 수반하기 쉽고 감염도 보인다.
  신음허腎陰虛에 의해 허열虛熱을 일으키고, 양허에 의해 냉기를 수반한다. → 피부염

- **비위허약(비허脾虛)**
  소화기능 저하에 의해 습열熱熱이 모이기 쉽다.
  위기胃氣가 폐에 순환하지 않는다. → 내외의 수분의 편재

- **폐허肺虛(기허氣虛)**
  위기胃氣가 순환하지 않기 때문에 폐위기肺衛氣의 부족을 초래한다. → 피부염

※ 주로 신腎, 비脾, 폐肺가 관여

- **간기울체(肝鬱. 스트레스형)**
  정신적 스트레스, 칠정七情(노怒), (희喜), (사思), (비悲), (우憂), (공恐), (경驚)의 실조, 심신 불안정

오장五臟의 기혈수의 순환이 실조. 불균형 상태

↓

기허氣虛, 기울氣鬱, 기역氣逆, 혈어虛瘀, 어혈瘀血, 진액부족津液不足, 수독水毒에 의한 증상의 출현

※ 생체내외의 이상, 불균형의 시정이 필요

천식이 되고, 다음은 아토피피부염이 되고, 그 다음은 꽃가루 알레르기로 옮겨 가는 경우가 있다. 이 증상 전부를 갖고 있다는 아이도 있다. 문제는 "무엇으로 나타나는가" 하는 것으로, 아이가 가지고 있으면 부모도 반드시라고 해도 좋을 정도로 그 중 하나를 갖고 있다.

내인內因으로서의 **육기**六氣(내풍內風, 내한內寒, 내서內暑, 내습內濕, 내조內燥, 내열內熱)는 말하자면 자연계의 정상적인 기후 변화이다. 그 자체가 병인이라고 하는 것은 아니지만, 육기六氣가 비정상으로 되거나 영향을 받는 몸이 감염을 받기 쉬운 상태가 되어 있으면, 이 6가지는 발병 인자가 되어 육음六淫이 된다. 내인內因 – 육기六氣와 외인外因 – 육음六淫은 항상 호응하고 있는 것이다(❹).

스트레스 요인형에 대해서는 **간기울체(간울肝鬱)**로 파악할 수가 있다. 본래 느긋하게 흘러야 할 간기가 울체해 버리면, **칠정七情**(노怒, 희喜, 사思, 비悲, 우憂, 공恐, 경驚)의 실조나 심신 불안정 등의 상태가 되어 아토피피부염에 크게 영향을 미친다.

외인外因으로서는 ❹에 있듯이, 한방에서는 풍사風邪·한사寒邪·서사暑邪·습사濕邪·열사熱邪·조사燥邪의 육음六淫을 들 수 있다. 이러한 외인外因에 의해 피부가 과민한 상태가 된다. 덧붙여 피부 장벽 기능이 손상된다. 피부과적으로 말하면 각질층의 세라미드(피부를 정상적인 상태로 보호하고 있는 지방)가 부족해 수분을 충분히 유지할 수 없게 되어 피부가 과민하게 되는 것으로, 접촉성 피부염 등도 모두 여기에 포함된다. 아토피피부염은 내상에 깊게 관련되는 질환이며, 오른쪽 란의 내인 쪽에서도 다양한 조건하에서 풍風이나 한寒, 습濕 등이 나오지만, 치료에 있어서 외인(外因)과 내인(內因)의 양쪽 모두에서 접근하지 않으면 치료되기 어렵다.

❹ 內因과 外因

외인外因 — 육음(六蔭)				내인內因 — 육기(六氣)
풍사 風邪	…	화분, 진드기, 먼지	…	내풍 內風
한사 寒邪	…	기후에 의한 추위	…	내한 內寒
서사 暑邪	…	한 여름의 고온	…	내서 內暑
습사 濕邪	…	장마철의 다습	…	내습 內濕
조사 燥邪	…	가을~겨울의 건조	…	내조 內燥
열사 熱邪	…	열사병(연중)	…	내열 內熱

선천적인 부족과 후천적인 실조는 기혈수 순환의 이상을 초래하고,
체내에 부족과 정체가 생긴다. — 표치標治만으로는 낫기 어렵다.
표증表證이 호전되면, 본치本治해야 할 이상을 치료한다.
치료에 있어서는 한층 더 기혈수 순환의 이상을 정상화하는 처방을 이용한다.

오장(五腸)의 기혈수 순환이 흐트러져 균형이 깨지면 각각 **기허**氣虛, **기울**氣鬱, **기역**氣逆, **혈허**虛瘀, **어혈**瘀血, **수(진액)부족**津液不足, **수독**水毒에 의한 증상을 보게 된다. 신腎과 비위脾胃를 강화하고, 폐肺를 돕는 등의, 생체 내외의 이상, 불균형을 시정하는 것이 중요하다.

풍風·한寒·서暑·습濕·열熱·조燥를 안팎으로 파악하고, 거기에 더해 기혈수의 이상을 얼마나 정상화할 수 있을지가 중요하다.

기혈수 순환의 조정

기혈수의 균형과 순환에 대해서는 ⑤의 그림과 같은 관계로 볼 수 있다. 기혈수의 균형이란, 음양陰陽, 표리表裏, 허실虛實, 한열寒熱 각각의 균형을 가리키고 있다.

수水에 관해서는, 아토피피부염을 포함한 피부염은 대부분의 경우 **수체**水滯(**수독**水毒·또는 **수부족**水不足·**수허**水虛의 경우도 있다)를 동반하고 있기에 수水와 깊은 관계가 있다. 이 수水의 대사를 담당하는 것이 신腎의 대표적인 기능이며, 신기능이 쇠약해지면, 피부는 말라 꺼칠꺼칠해져 버린다. 이 신腎과 폐肺는 협조하여 호흡에 관여하는데, 신腎의 수분 대사와, 순환계나 호흡 기능을 통한 폐肺의 수분 대사와는 밀접하게 서로 관련되어 있다. 또한 비脾는 신腎을 도우면서, 서로 보충하며 전신의 대사 전반을 조절하고 있다. 즉, 이들 신腎, 비脾, 폐肺의 조화가 유지되지 않으면 수분 대사가 잘 안되어 체내의 여기저기에 정체가 생긴다.

기氣에 대해서는 일반적으로는 우선 **기허**氣虛, **기울**氣鬱**(기체**氣滯**)**, **기역**氣逆의 유무를 본다. 아토피피부염을 비롯한 피부 질환에는 이들 기氣의 이상 중 하나가 필연적으로 나타난다. 혈血에 대해서는 **혈허**虛瘀**, 어혈**瘀血의 유무를 보도록 한다.

기허氣虛에 대해서는 〈보중익기탕〉 등, 기울氣鬱에 대해서는 〈사역산〉이나 〈감맥대조탕〉 등, 기역氣逆에는 〈계지가용골모려탕〉 등의 처방이 사용된다. 또, 혈허血虛에는 〈사물탕〉, 어혈瘀血에는 〈계지복령환〉 등이다. 또한 수水의 문제로서는, 수허水虛(수부족)에는 〈맥문동탕〉, 수체水滯에는 〈오령산〉이나 〈저령탕〉이 대표적인 처방이다. 그 외, 각각의 병태의 특징과 증상, 또 사용되는 주된 처방에 대해서는 마찬가지로 ⑤에 정리해 보았으므로 참고 하도록 한다.

또, 기氣는 자율신경계(교감신경, 부교감신경)와 관련이 깊고, 혈血은 내분비계,

⑤ 아토피피부염과 기혈수

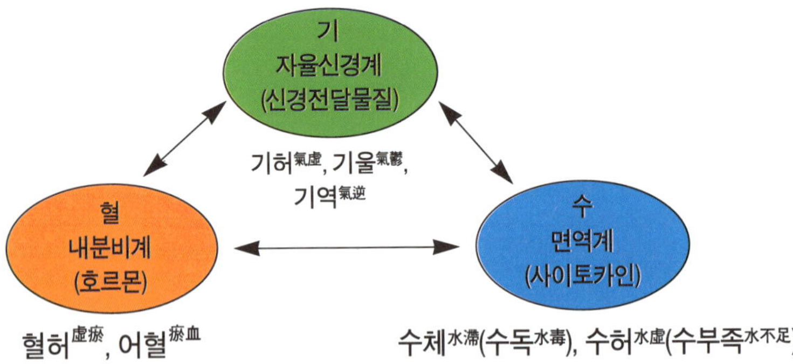

기혈수의 병태의 특징과 증상 · 처방

- 기허(氣虛) 전신의 에너지의 저하, 건조형. 위장허. 위하수 · 식은 땀 · 어깨결림
  〈소건중탕〉〈황기건중탕〉**〈보중익기탕〉**〈계지가황기탕〉〈청서익기탕〉
- 기울(氣鬱) 기체. 억울상태. 만성피부질환 환자에게 많다. 가스 팽만감 등 가슴이 답답함을 반복호소.
  〈사역산〉〈향소산〉〈시호가용골모려탕〉〈억간산가진피반하〉〈반하후박탕〉〈여신산〉〈황련해독탕〉**〈감맥대조탕〉**
- 기역(氣逆) 흥분. 냉기, 동계, 안면 홍조, 복부로 부터 위로 치받치는 느낌
  〈영계출감탕〉**〈계지가용골모려탕〉**〈자음강화탕〉〈가미소요산〉
- 혈허(血虛) 안색 불량, 피부 건조, 현기증, 종아리 경련
  〈당귀음자〉〈온청음〉**〈사물탕〉**〈작약감초탕〉
- 어혈(瘀血) 눈가의 색소 침착, 설자홍색渫紫紅色, 월경장애, 제방압통
  〈계지복령환〉〈도핵승기탕〉〈통도산〉
- 수허(水虛) 건조
  〈맥문동탕〉〈자음강화탕〉〈당귀음자〉
- 수체(水滯) 동계, 현기증, 기립성현기증, 차멀미, 이명, 두통, 오심
  〈오령산〉〈저령탕〉〈방기황기탕〉〈당귀작약산〉

*처방명의 굵은 글씨는 잘 사용되는 처방

수水는 면역계와 크게 관련되어 있다. 당연히 이것들은 서로 관련을 갖고 있다. 교감신경, 부교감신경은 눈에 보이지 않는 것으로, 기氣 그 자체라고 하는 견해도 가능하다고 본다. 한편, 혈血과 수水는 가시적인 것이다.

기氣의 이상

스트레스도 포함한 기氣의 이상의 문제는 전작(도해·증례 피부질환의 한방치료)에서도 자세히 설명하였지만, 중요한 문제이므로 여기에서도 언급해 두고 싶다.

한방적인 견해로 말하면 '병'은 다음의 3가지에 의해 발병하는 것이라고 생각된다.

① 기氣의 균형의 이상 – **병성**病性

② 기氣의 적정한 양의 이상 – **병세**病勢

③ 기氣의 순조로운 순환 이상 – **병향**病向

①의 병성이란, 열증熱證과 한증寒證을 가리키고, 그 세 분류에 앞서 설명한 육음六淫이 있다(19페이지 참조). ②의 병세란, 실증實證과 허증虛證을 가리키고, 그 세분류에 사상四傷이 있다. 사상이란, 기상氣傷·혈상血傷·담상痰傷·울상鬱傷으로, 이것들은 후에 기·혈·수로 집약되어졌다. ③의 병향이란, **승증**升證·**강증**降證·**산증**散證·**수증**收證이다. 병향은 피부 질환의 진단·치료에 있어서 특히 중요한 지표가 되는 것으로, 이하에 상세하게 설명하겠다.

■ 병향에 대해

〈승증升證〉

승증升證은 기역氣逆이다.

오르지 말아야 하는 것이 오르고, 내려야 할 것이 내리지 않기 때문에 일어나는 증상을 말한다. 내려주는 약(降藥)이 이용된다.

증상 상열하한上熱下寒, 신경질적이다. 초조, 홍분, 불면, 체력은 부족한데 피로감이 뚜렷히 안느껴짐, 인후두부 이물감(매핵기), 상부 출혈(코피, 객혈, 토혈), 재채기, 눈의 충혈, 기침, 천식, 이명, 변비

絳藥 대황, 망초, 마자인, 석고, 치자, 후박, 용골, 모려, 활석, 반하, 행인, 오수유, 산조인

처방/반하후박탕, 청심연자음, 계지가용골모려탕, 복령음, 오적산, 억간산

〈강증降證〉

강증降證은 하함下陷이다.

내리지 말아야 하는 것이 내리고, 올라야 할 것이 오르지 않기 때문에 일어나는 증상을 말한다. 올려주는 약升藥이 이용된다.

증상 상한하열上寒下熱, 저혈압, 항상 나른하다, 언제나 눕고 싶다, 체력이나 기운이 없다, 자주 졸린다, 가슴이 두근두근, 대하(냉)가 많다, 습관성 유산, 하부 출혈, 생리양이 많다, 소변량이 많다, 설사

升藥 승마, 갈근, 시호, 지황, 인삼, 부자, 황기
방제/보중익기탕, 승마갈근탕

〈산증散證〉

산증散證은 발산發散이다.

나오지 말아야 하는 것이 나오거나 나와야 할 것이 많이 나오기 때문에 일어나는 증상을 말한다. 수렴하는 약收藥이 이용된다.

증상 기가 산란해져 집중할 수 없다, 불면, 몸이 차가워진다, 식욕 부진, 다한, 식은 땀, 부정 출혈, 가래가 많다, 구토, 생리의 양이 많다, 대하(냉)가 많다, 소변량이 많다, 설사

收藥 백출, 황기, 용골, 모려, 작약, 연육, 산수유, 오미자
방제/시호가용골모려탕, 계지가용골모려탕, 산조인탕, 작약감초탕, 청심연자음, 진무탕, 복령사역탕

〈수증收證〉

수증收證은 기체氣滯(기울氣鬱)이다.

나와야 할 것이 나오지 않는, 나와도 부족한 상태이기 때문에 일어나는 증상을 말한다. 발산하는 약散藥이 이용된다.

증상 체온 상승, 발열, 발진, 마른 기침, 땀이 나지 않는다, 생리가 오지 않는다, 두통, 기울, 후각 이상, 축농증, 종창, 가피(딱지), 소변량 감소, 변비

散藥 마황, 계지, 형개, 방풍, 세신, 생강, 박하, 진피, 창출, 시호, 승마, 갈근, 신이
방제/사역산, 가미소요산, 마황탕, 갈근탕, 향소산, 사역탕, 백호가인삼탕

대표적인 기제氣劑와 적응증상에 대해서는 ❻에도 열거해 놓았으니 참고해 주기 바란다.

---

❻ 대표적인 氣劑와 적응증상

※ 정신증상 = 불면, 초조, 불안, 다몽多夢, 이노易怒, 이감易感, 억울. 이러한 증상이 공통된다.

시호가용골모려탕	정신 증상+동계, 현기증, 두통, 어깨결림 복증: 흉협고만, 제상계, 복력강
사역산	정신 증상+사지의 냉기, 짜증의 고조, 복만, 위장증상 복증: 흉협고만, 복직근↑↑
억간산	정신 증상+틱, 은둔, 안면경련 복증: 복직근긴장, 제상계
시호계지건강탕	시호가용골모려탕의 허증 타입+숨이 참, 구갈, 발한, 족랭, 설사하기 쉽다. 복증: 복력연, 경도흉협고만, 제상계
계지가용골모려탕	정신 증상+흥분, 흥분하기 쉽다+현기증, 동계, 쉽게 피로 복증: 제상계, 복력약
감맥대조탕	울음 · 웃음 · 놀람 · 슬픔이 심하다, 경련, 경조(驚躁), 히스테리 증상, 소아야제증 조울증
가미소요산	정신 증상+현기증, 발한, 사지 권태감, 두통 복증: 경도흉협고만(상부의 증상)
반하후박탕	기울, 불안신경증, 인후두 이상감, 심계항진, 위장장애
향소산	정신 증상+가슴 속이 답답함, 두통, 이명, 귀의 폐색감
귀비탕	건망, 억울, 피로(과도한 생각 고민과 피로), 식욕 부진, 체력 저하, 빈혈, 피부건조
보중익기탕	기허, 정신증(억울 등), 기력이 없다, 전체적으로 허한 증상

■ 기氣의 이상에 의한 발병

기氣 순환의 이상에 의한 피부 질환은 극히 많다.

앞에서 설명한대로 기 순환의 이상은 승升(기역氣逆)·강降(중기하함中氣下陷·기허氣虛)·산散(발산發散)·수收(기체氣滯·기울氣鬱)를 키워드로 해서 정리할 수 있다.

7의 일러스트를 보도록 하자. 인체내의 기의 균형·양·순환의 이상을 승升·강降·산散·수收의 각각에 대하여 인체의 모델에 양기陽氣(적색)와 음기陰氣(청색)의 상태로 나타낸 것이다.

우선, 임상상에는 「**승升**」 상태가 가장 많이 보인다. 이것은 발한이 매우 많은 상태이다. 하반신은 차가워지고 있음에도 불구하고, 땀때문에 끈적거려서, 양말을 신고 있을 수 없다고 호소하는 환자가 많다.

하반신의 냉기는 발한에 의한 것으로, 물을 뿌리면 그 주변의 기온이 내리는 것과 같은 양상이다. 이른바 "위는 덥고 아래는 차다", "화끈화끈하다"와 같은 상태 – 기역氣逆, 상열하한上熱下寒이다. 이 상태에 빠지면 피부염의 악화뿐만이 아니라 쉽게 흥분하거나 화를 잘 내게 된다. 최근에는 어린이에게도 꽤 많이 보이고, 학교에서 문제를 일으키는 케이스가 자주 보인다. 선천적으로 「승升」 상태가 되기 쉬운 타입과 생활환경 등에 의해 조장되는 경우가 있다.

이 상태에서 발한 테스트※를 하면, 수치의 변화가 뚜렷히 나타난다. 하반신을 따뜻하게 하는 처치를 하면, 냉장고에 들어가 있던 것 같은 20℃대였던 하반신의 온도가 5~6℃나 상승하고, 37℃를 넘을 정도였던 상반신의 체온이 정상치인 36℃대로 내린다. 균형이 맞아지는 것이다. 그 후에는 균형이 잡힌 좋은 상태를 유지하기

※ 발한테스트

간단한 기구를 이용해 이것을 좌우의 손바닥과 발바닥(족척)에 대는 것으로 실시한다. 초진시, 우선 스트레스를 부하하기 전에 측정하고, 스트레스를 부하하고 나서 한번 더 측정한다. 아토피를 포함해 피부염이 있는 대부분의 환자는 수치 그 자체가 꽤 높은 상태이며, 또 정도의 차이는 있지만 스트레스 후의 수치가 높아진다. 초진시에 우선 그 값을 알아 두는 것은 향후 계속되는 치료 중에 큰 지표가 된다. 치료를 한 후에는 대체로 발한량은 낮은 값이 된다. 스트레스를 주면 수치는 상승을 하지만, 그 상승의 폭은 초진시보다 작은 것을 알 수 있다. 치료의 성과가 오르고 있다고 판단할 수 있다.

이러한 정보는 환자 자신이 치료에 동참하고 있다는 것을 충분히 인식할 수 있도록 반드시 공유해야 한다. 발한 테스트의 상세한 것에 대하여는 「피부질환의 한방치료」를 참조하기 바란다.

❼ 氣의 이상에 의한 발병

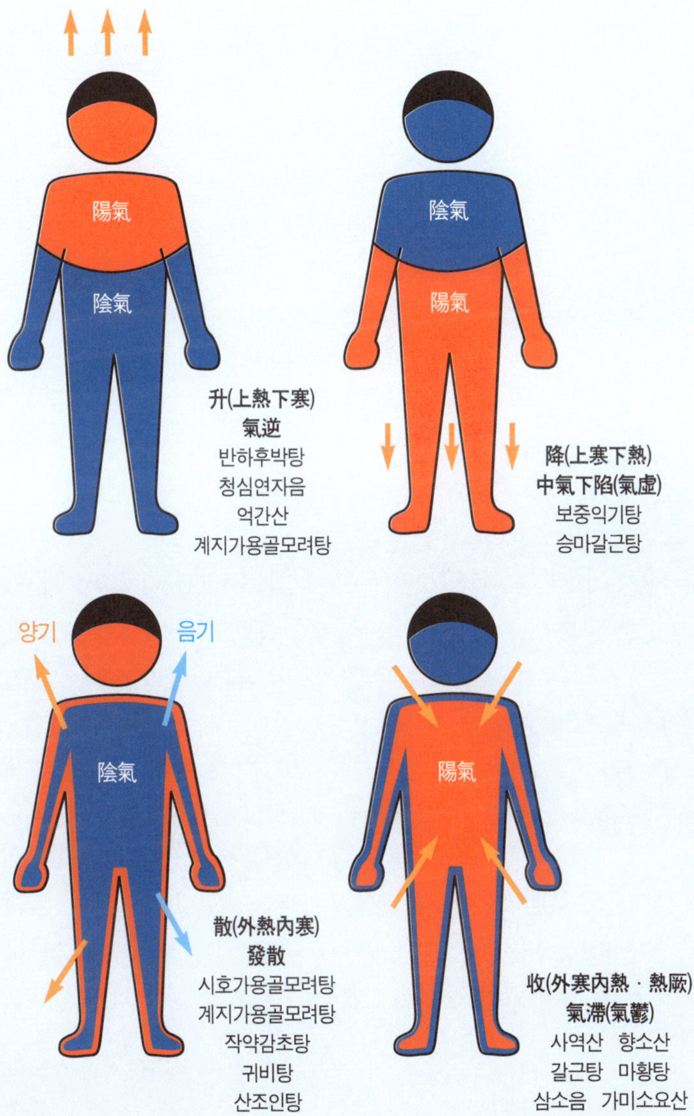
陽氣
陰氣
升(上熱下寒)
氣逆
반하후박탕
청심연자음
억간산
계지가용골모려탕
陰氣
陽氣
降(上寒下熱)
中氣下陷(氣虛)
보중익기탕
승마갈근탕
양기
음기
陰氣
散(外熱內寒)
發散
시호가용골모려탕
계지가용골모려탕
작약감초탕
귀비탕
산조인탕
陽氣
收(外寒內熱 · 熱厥)
氣滯(氣鬱)
사역산 향소산
갈근탕 마황탕
삼소음 가미소요산

위해서, 나타난 피부의 증상을 고려하면서 〈반하후박탕〉이나 〈청심연자음〉을 비롯한 여러가지 처방을 고려해 본다.

「강降」은 「승升」과 정반대인 상한하열上寒下熱로, 기허氣虛 상태이다. 상반신은 음기陰氣이고 하반신에 양기陽氣가 있지만 뜨거운 것은 아니고, 기氣가 중력에 의해 아래로 내려가 있는 듯한 상태이다. 「강降」의 환자는 진찰시에 상담을 나누고 있어도 바닥에 털썩 주저앉을 듯이 기력이 부족하고, 말수가 없으며, 안색은 푸르다. 특히 노인에게 많다. 기를 위로 들어올려 주기 위해서 〈보중익기탕〉 〈승마갈근탕〉을 주요 처방으로 한 치료를 실시해 갈 필요가 있다.

냉기가 강하면 거기에 〈진무탕〉을 더한다, 또 비위脾胃에 작용하는 처방을 고려하는 것도 중요하다.

「산散」은 내측이 차가워지고 외측에 열이 있는 외열내한外熱內寒(표열이한表熱裏寒)이라고 하는 상태로, 「수收」와는 정반대가 된다. 전신에 이르는 피부염이 꽤 악화되어 삼출하고 새빨갛게 짓무르고 있는 점도 많이 볼 수 있지만, 표피에서 받는 더운 인상과는 달리 본인은 추워서 덜덜 떨고 있는 경우가 많다.

피부과 진료에서는 많은 경우, 중증의 염증을 억제할 목적으로 항히스타민제, 스테로이드제 등의 차게 하는 약이 이용되지만, 이 약물들의 사용으로 인해 내부는 더욱더 차가워져 버려, 새로운 악화를 부르는 케이스도 종종 보인다. 그렇게 되면 식욕 부진을 부르고, 설사를 일으키거나, 감기가 걸리기 쉬워지기도 한다. 〈시호가용골모려탕〉 〈계지가용골모려탕〉 등이 잘 이용되지만, 필자는 강한 냉기를 목표로 〈진무탕〉이나 〈복령사역탕〉을 이용하는 일도 있다.

1주 정도에서는 새빨갛게 짓무른 표피의 상태는 외형에서는 변화는 없지만, 내부를 따뜻하게 하는 것에 의해 비위脾胃의 기氣를 순환시키고, 폐기肺氣가 확실히 표피로 퍼지게 되면, 위기衛氣가 피부를 윤택하게 해 염증을 진정시키고 분명한 개선이 보이게 된다.

「수收」는 외측은 차가워지고 내측은 열이 가득차서 화끈거리고 있는 외한내열外寒內熱(표한이열表寒裏熱), 열궐熱厥이라고도 하는 상태이다. 이는 기 순환이 나쁘고(기체

氣滯・기울氣鬱), 간울肝鬱(간기울체肝氣鬱滯)이 되어 양기陽氣가 아래로 내려가지 않고 내부에 모여 뜨거워진다. 열궐熱厥에 의한 냉기가 있고 발열이나 발진, 종창, 두통 등을 일으킨다. 냉기가 있음에도 불구하고, 체온을 재면 높다. 〈사역산〉을 주처방으로 해서 내부의 열을 내리지만, 가끔 〈백호가인삼탕〉을 이용하는 일도 있다.

⑦에 나타낸 이러한 병태는 말하자면 전형적인 예이다. 실제의 임상에서는 이것들의 복합형도 많고, 확인에는 세심한 주의를 요한다. 그 후에 처방도 구분하여 사용하지 않으면 안 된다.

치료 – 표치標治와 본치本治

아토피피부염에서는 매우 중증인 새빨간 홍피증 등은 우선 표증表證을 잡는 것 – **표치標治**를 우선하여 빨리 증상을 제거할 필요가 반드시 있다. 그렇게 하지 않으면 환자는 직장 및 학교생활을 행하지 못하게 되어 우울해져 버린다. 표치標治라고 하는 것은 결과이다. 환자에게 있어 다양한 조건이 겉보기에 악화되어 나온 상태라고 할 수 있다.

표증表證이 낫는다고 해서 물론 완치는 아니다. 표치標治가 끝나면 이번에는 그 환자의 원래의 체질이 나오므로, 거기서 **본치本治**를 실시하는 것이다. 본치本治는 환자에게 있어 체질적인 원인이므로, 실제로는 본치本治를 하지 않으면 일시적으로 깨끗하게 되어도 또 악화를 초래하게 된다.

표치標治(대증요법)와 본치本治(허약체질의 치료)의 기본적인 방제의 운용에 대해 언급해 보겠다.

우선은 표치標治. 삼출성의 피부염에서는 청열제清熱劑와 이수제利水劑를 병용한다. 홍피증에서는 청열제清熱劑를, 어혈瘀血이 있으면 구어혈제驅瘀血劑를 사용한다. 또, 감염증이 있으면 〈배농산급탕〉 〈십미패독탕〉을 사용한다. 이것들이 기본이 된다.

다음에 본치本治에서는 보기補氣, 보혈補血, 자윤滋潤 작용이 있는 처방을 중심으로 하고, "보충하는" 것으로 체질개선을 하는 것이 기본이다. 표증表證이 제거되면 신

❸ 표치와 본치

① 표치標治(대증요법)

삼출성 피부염 — 청열제清熱劑 · 이수제利水劑의 병용
홍피증 — 청열제清熱劑
어혈 — 구어혈제驅瘀血劑
감염증 — 배농산급탕, 십미패독탕 등
건조성 피부염 — 자윤제滋潤劑 · 보혈제補血劑

② 본치本治(허약체질의 치료)

보기補氣, 보혈補血, 자윤滋潤작용이 있는 처방이 중심
— 보충하는 것에 의한 체질개선
표치標治의 처방, 본치本治가 보충하는 처방 병용의 경우도

③ 스트레스가 있는 경우

— 보기제補氣劑, 이기제利氣劑

속하게 본치로 이행하지만, 표치標治의 처방에 본치本治가 보충하는 처방을 병용하는 경우도 있다.

또한, 스트레스의 관여가 생각되는 경우는 보기제補氣劑나 이기제利氣劑를 이용하는 것이 기본이다(❽).

아토피피부염과 사계(四季)

「황제내경黃帝內徑 · 소문素問」 사기조신대론편四氣調神大論篇, 또 음양응상대론편陰陽応象大論篇에는 다음과 같은 기재가 있다.

「하늘에는 사계四季와 오행五行이 있고, 사계四季의 기후 변화에 따라 생기를 조절하고, 양생에 작용하고, 증상을 예방한다. 또 사계四季의 변화는 만물의 생生 · 장長 · 수收 · 장藏의 근본이다」

다음과 같이 정리할 수 있다.

춘온春溫 – 봄에 생한다(소양)

하열夏熱 – 여름에 성장한다(태양)

추량秋涼 – 가을에 거둔다(소음)

동한冬寒 – 겨울에 저장한다(태음)

또, 「춘·하는 양기를 기르고, 추·동은 음기를 길러 생장한다. 간·심·비(위)·폐·신(=목·화·토·금·수)은 각각의 기를 가지며 만물은 순환해 사계를 이룬다」라고 되어 있다.

특히 **위기**胃氣(토기土氣)는 각 장臟(臟氣)의 중앙에 있어 각각의 기를 순환시키는 것이다. 즉 비위허약하면 에너지 부족이 되어 각 장기에 영향을 미치게 된다.

이와 같이 「황제내경·소문」에서는 오행 학설을 이용해 자연계의 만물의 변화를 기초로 인체 내부(오장五臟)의 상호 관계에 대해 설명하고, 의학적인 운용의 기본으로 했던 것이다.

계절에 의해 아토피피부염 등의 피부 질환은 다른 증상을 나타낸다. 사계(四季)와 오장(五臟)의 관계, 그리고 피부 질환이 악화되는 요인을 정리해 보면,

춘 – 간肝 (목木). 스트레스에 의한 악화

하 – 심心 (화火). 습 · 열에 의한 악화

추 – 폐肺 (금金). 건조에 의한 악화

동 – 신腎 (수水). 한랭에 의한 악화

가 된다. 하계의 습 · 열이란, 땀과 자외선을 가리킨다.

위기胃氣 – 토土를 중심으로 생각한다

⑨를 보도록 하자. 이것은 일반적으로 잘 알려진 오행의 그림과는 달리, 「**위기**胃氣 – **토**土」를 다른 4개(간, 심, 폐, 신)의 중심으로 자리잡은 그림이다. 토용土用이란 각 계절의 끝인 환절기즈음을 뜻한다. 「위기胃氣 – 토土」를 중심으로 각 계절에 대한, 칠정七情, 육음六淫, 한방적 병태, 또 이환하기 쉬운 피부염의 관련을 나타내고 있다.

외인外因인 육음六淫은 춘계는 스트레스 등을 수반하는 바람, 하계는 자외선 등의 서열暑熱, 추계는 마르는 것에 의한 조燥, 동계는 한寒과 같이 나눌 수 있다.

칠정七情에 대해서는 스트레스를 고려해서 여기에서는 봄에 넣고 있다. 스트레스와 아토피피부염의 관계는 매우 크고, 항상 의식하지 않으면 안 된다. 여름은 자외선 등에 의한 서열이 아토피피부염에 영향을 주어 악화되는 것도 많다. 또, 땀도 많이 관계한다. 가을이 되면 건조한 환경하에 놓여지게 되어 진액 그 자체의 부족이나 생성 부족, 운행 부전 등이 일어나고 건조형의 아토피피부염이 늘어난다. 겨울은 당연히 한寒이 키워드가 되어 냉기와 건조를 고려해 치료에 임하지 않으면 안 된다.

간肝(목木)·심心(화火)·폐肺(금金)·신腎(수水)의 각 기는 사계四季를 형성하지만, 위기胃氣에는 특정의 영역은 없다. 위기(胃氣)는 흩어져 각 기의 중앙에 위치해 사계(四季)를 통합하는 존재이다. 이것에 의해 사계(四季)가 순환하는 것으로 위기는 사계(四季)의 왕이 된다. 그리하여 저물어 가는 계절을 보내고, 다가오는 계절을 번영하게 한다는 2 가지 의미를 가지는 것이다. 간肝(목木)·심心(화火)·폐肺(금金)·신腎(수水)의 각 기는 각각 위기胃氣를 필요로 하고 있다.

춘하추동의 각 계절의 중간에 놓여진 「토용土用」의 책무는 사계四季의 순환이다. 토용이란 시간의 윤회의 중추를 이루는 것이라고 할 수 있다.

토土는 일반적인 오행의 그림에 의하면 장하長夏(장마)로 나타나는 일이 많지만, 위기가 몸의 토대가 된다고 하는 것은 임상상 아주 실감하기 쉬운 것으로, 여기에서는 중심으로서 생각하고 있다. 이를 말미암아 모든 것은 토土로부터 태어나 토土로 돌아간다고 하는 섭리도 나타내고 있다.

인간이라는 것은 비위를 중심으로 살고 있다. 따라서 위장(비위)이 약하면, 대체로 어느 장기나 약한 것이라보아도 좋다. 이 말은 진료상의 중요한 포인트가 된다.

❾ 토(土)를 중심으로 한 오행과 칠정 · 육음 · 한방적 병태

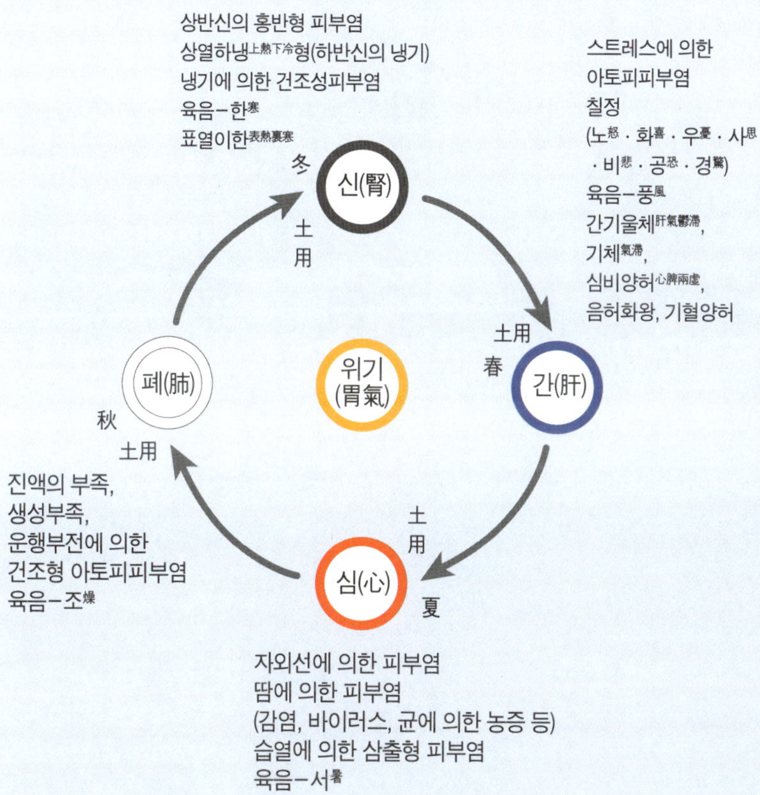

서커디안 리듬 Circadian rhythm

❿도 역시 오행의 그림이지만, 생명의 리듬을, 위기胃氣를 중심에 두고 토용土用을 특히 신경써서 작성한 그림이다. 앞서 설명했다시피 같이 토용이란 각 계절의 끝이다.

서커디안 리듬이란 생명 시계(생체 시계)란 말로, 사계절(1년)을 걸쳐 각각 변화

⑩ 서커디안 리듬

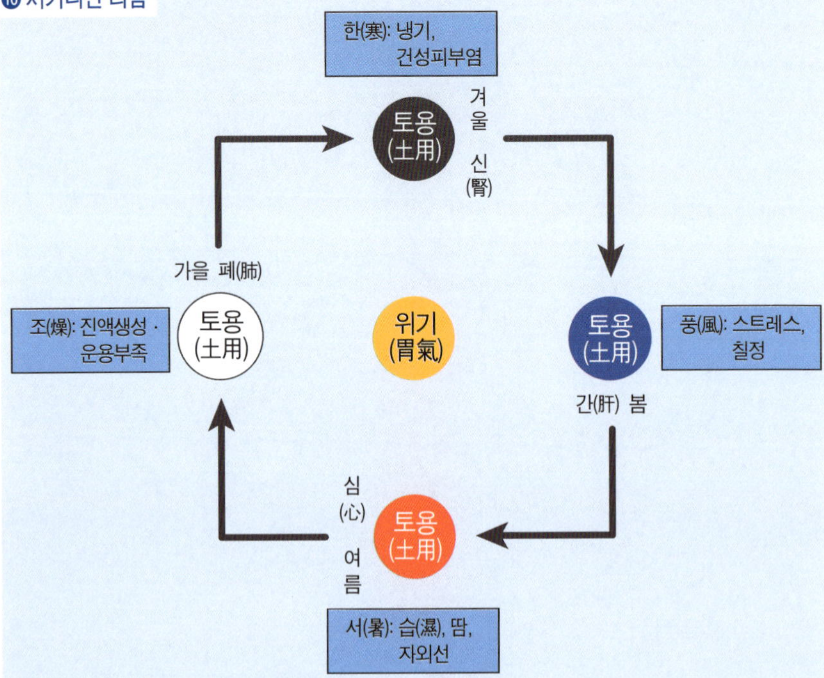

목(木) – 봄 – 아침 ⎫
화(火) – 여름 – 낮 ⎭ 양(陽)

서커디안 리듬, 양기성(陽氣盛), 교감신경

1일 24시간의 배분을 생각한다.
사계와의 관련
음양의 균형

영시에는 음기왕성, 성장 호르몬, 부교감 신경

금(金) – 가을 – 저녁 ⎫
수(水) – 겨울 – 밤 ⎭ 음(陰)

하는 자연계의 이동 변화에 따라 시時를 새겨 가는 생명의 **삶의 방법**을 나타낸다. 춘하추동의 **사계절**과 1일 24시간의 **시간**들을 나란히 놓고 보면, 「아침」은 「봄」이며 「목木」에 해당하고, 「낮」은 「여름」이며 「화火」를 나타내고, 교감신경 우위인 **양기陽**

氣 가 번성한 시간대이다. 「저녁」은 「가을」이며 「금金」을 나타내고, 「밤」은 「겨울」이며 「수水」를 나타내고, 부교감신경 우위인 **음기**陰氣가 왕성한 시간대로, 성장 호르몬 분비가 활발하게 된다.

예를 들면 하루 가운데, 밤 9시부터 자정을 넘어 오전 3시까지는 불가결한 휴식 시간이다. 수면을 충분히 취해야 한다. 모든 활동이 떨어지는(저하하는) '휴식' 의 시간대이다. 휴식의 시간대에 넉넉히 몸안을 회복하게 되면, 아침이 되어 근육이나 관절이 움직이기 시작했을 때 저축한 에너지가 나오게 된다.

하루의 리듬으로서는 이러한 것이 되지만, 그것을 최소단위인 24시간부터 한해 동안의 사계절(1년)과 같이 넓게 생각해 보면, 질병과의 관계를 이해하기 쉽다. 서커디안 리듬이라고 하는 하루의 생명 시계는 말하자면 사계절이 응축된 것이다. 인간은 사계절의 자연스러운 흐름 안에서 어쩔 수 없이 살게 되는 것으로, 거기에 부드럽게 올라타고 있으면 좋지만, 특히 환절기인 토용土用에는 그 리듬을 어지럽히기 쉽고, 아토피피부염을 비롯한 다른 피부염에도 큰 영향을 주는 것이다.

영유아기의 치료

특징적인 수水와 비허脾虛의 문제

영유아의 특징은 치음치양稚陰稚陽이다. 급격한 성장 때문에 진자와 같이 크게 흔들려 음양의 기능적인 균형이 갖춰지지 않고, 변동이 심한 상태라고 할 수 있다. 나타나는 증상도, 또 치료에 있어서도, 급속도의 전개를 보이고 있다.

또, 영유아는 수분이 많으며, 몸의 70% 이상이 수분이라고 한다(고령자에서는 55% 정도). 영유아의 아토피피부염에서는 이 수水가 큰 문제가 되어 대수롭지 않은 일로 삼출성의 짓무르기 쉽다. 따라서 **수水**(수독水毒)·**습濕**을 처리하는 것을 명심하는 치료가 필요하다.

영유아의 피부염은 대부분의 경우, 머리와 얼굴에서 시작되지만, 머리 부분이나 안면, 경부에서는 수水와 함께 지방분도 많기 때문에(특히 생후 6개월까지는 사춘기와 같은 정도로 높다) 지루피부염이 발병하고 지방이 굳어져 가피(딱지)를 만드는 경우가 많다. 이 가피를 만들지 않기 위해서는 피지를 잘 씻어 줄 필요가 있다.

이 경우의 지루피부염은 습濕이 주증상이며, 이습利濕치료가 필요하다. 습濕을 제거하는 함으로써 피지도 함께 제거할 수 있는 것이다. 한방 처방으로서는 〈오령산〉이나 〈위령탕〉 〈방기황기탕〉이 잘 사용된다.

또, 특히 영아에서는 안면·경부·체간의 홍반과 삼출이 잘 보이는데, 이 경우에는 주로 〈치두창일방〉 〈소풍산〉 등을 사용한다. 그리고 침에 의한 입 주위나 경부頸部의 홍반 습윤이 잘 보이는데, 침은 입 밖으로 나오면 자극성이 있어 곧잘 피부염의 원인이 된다. 이것은 허증虛證을 나타낸 영아, 특히 비허脾虛 때에 많다고 말할 수 있다. 빤 손가락으로 뺨을 만지는 것은 좋지 않고, 주위의 어른이 영아가 귀여운 나

머지 빰을 손끝으로 쓰다듬는 일도 삼가해야 한다. 〈인삼탕〉은 이러한 때 잘 사용된다.

유아幼兒의 경우는 영아에 비해 피부염이 전신에 확산되는 특징을 가진다. 마른 피부염은 홍반이나 발진, 일부의 삼출, 태선, 낙설 등을 수반하여 퍼진다. 성장한 소아기 또한 마찬가지이다.

그 배경에는 영아기보다 더 현저하게 나타나는 비위(脾胃)의 허약이 있다. 비허(脾虛)가 있으면, 비위脾胃의 수곡水穀의 정기精氣가 상승하지 않게 되고(위기(胃氣)가 오르지 않고), 오히려 하함下陷하여 설사나 후중감 등의 증상이 출현한다. 또, 폐에 정기精氣를 보낼 수가 없게 되기 때문에 위기衛氣가 충분히 만들어지지 않고, 외사外邪에의

⑪ 영유아기의 치료

영아기부터 유소아기에 걸친 병태는 수독이 주이며, 한열의 차이가 있을 뿐으로, 비脾, 폐肺, 신腎의 이습利濕치료가 된다.

① 영아기

- 습이 많다.
  - 안면, 목의 지루성 피부염으로 습이 주증상
    〈오령산〉〈위령탕〉〈방기황기탕〉
  - 안면, 목, 체간의 홍반, 삼출
    〈치두창일방〉〈소풍산〉
  - 입주위, 목의 삼출 · 홍반(유연(流涎))
    〈인삼탕〉

② 유소아기幼小兒期

- 비위의 허약이 많다. 피부염은 전신에 퍼진다.
- 홍반, 낙설, 삼출, 태선 등이 혼재한다.
- 다른 알레르기, 천식, 비염을 수반하는 예가 많다.
- 스트레스에 의한 신경증이 많고, 간증(癎症) 때문에 악화된다.
- 비허脾虛 · 폐허肺虛 · 신허腎虛를 목표로 처방을 결정. 영아기의 처방과 병용의 경우도
  - 〈보중익기탕〉〈소건중탕〉〈황기건중탕〉〈억간산〉〈억간산가진피반하〉
    〈시호청간탕〉〈육미환(육미지황환. 화끈거림이 강하고 가려움이 있을 때)〉

방비가 저하되어 피부염이 진행하게 되는 것이다. 발열이나 자한自汗의 증상이 나타나는 일도 있다.

다른 알레르기나 천식, 알레르기비염 등을 수반하는 일도 많고, 명확히 음식 알레르기형이라고 할 수 있는 예도 보인다.

또한 스트레스에 의한 신경증도 많아져 간증癎症(야제증 등) 때문에 악화되는 일이 잦다.

자주 쓰이는 처방과 비 · 간 · 폐 · 신

영유아기에 자주 쓰이는 처방에 대해서는 소식少食, 과민성 장염, 음식 알레르기형일 경우, 〈소건중탕〉〈황기건중탕〉 등을 이용한다. 간증癎症으로 불면이나 야제증이 있고 강한 가려움을 수반하면 〈억간산〉〈억간산가진피반하〉〈감맥대조탕〉 등을 이용한다. 신경증, 경부 상부의 염증이 있으면 〈시호청간탕〉 등, 화끈거림, 홍반, 건조가 현저하면 〈육미환(육미지황환)〉 등을 이용한다. 감맥대조탕에 대해서는 이후에 자세히 설명토록 하겠다.

당연히 영유아기에 있어서 비脾, 폐肺, 신腎, 간肝의 관여는 크다. 각 장臟의 영유아기에 있어서 관점과 관련된 처방을 몇 가지 들어본다.

비脾 영유아에게 필요한 단백과 지방은 글루코오스(포도당)로부터 합성한다. 비위를 강화하기 위해서, 설탕은 피하고, 쌀밥이나 감자류의 전분이 좋다.
처방 – 〈육군자탕〉〈위령탕〉〈평위산〉〈보중익기탕〉〈소건중탕〉〈황기건중탕〉

간肝 영유아에 있어서 원기나 감정의 격렬함은 항진된 간기肝氣의 영향때문이다. 생체의 봄이라 할수 있는 목木의 성질은 아이에 대응된다.
처방 – 〈억간산가진피반하〉〈시호청간탕(열의 상태에 대해서)〉〈당귀음자(조燥의 상태에 대해서)〉

폐肺 성장 과정에서는 피부 장벽 기능 또한 완전치 않다. 다한多汗, 식은땀盜汗, 감기에 잘 걸림, 피부의 과민 등, 폐에 관한 증후가 성인보다 현저하다.

처방 – 〈방기황기탕〉〈계지탕〉〈승마갈근탕〉〈마행감석탕〉

신腎 유아는 신음허(腎陰虛)가 되기 쉽다. 화끈거림도 종종 나타난다.

처방 – 〈육미환〉

■ 외용 요법에 대해

여기서 외용 요법에 대해서도 해설해 두고자 한다.

영유아기에 한정된 바는 아니지만, 피부염의 급성악화시에 스테로이드제의 단기 또는 부분사용은 필요하지만, 완화와 함께 파인타르[1], 그리파스C[2], 그리테일[3], 피옥타닌가아연화 연고로 변경해 나간다. 한방 연고로는 자운고에 감초를 혼합한 것도 있다. 이러한 연고는 이전부터 피부과에서 사용되고 있는 것으로, 스테로이드제와는 달리 억제시키는 약이 아니므로 안심하고 이용할 수가 있다.

건성 피부염 상태에서는 히르도이드[4], 바셀린, 요소 연고로 보습한다. 기본적 연고(기제)로서는 아연화 연고에 아즈놀[5], 플라스티 베이스(Plastibase), 친수 연고 등을 사용한다.

이것들에 대해 중층법(첩포)과 단순 도포를 구사한다.

특히 표피의 증상이 심한 경우 등에는 연고류(외용약)를 병용해 표피를 안정시키면서(표치標治), 각종 한방처방을 이용한 본질적인 치료(본치本治)를 실시하는 관점이 필요하다.

감맥대조탕의 유소아 아토피 피부염에의 사용

앞에 설명한 바와 같이 유소아에서는 간증癎症의 예가 많이 보인다. 위장 허약과 함께 간증癎症에 대해서 〈감맥대조탕〉을 사용하면 좋은 결과를 보이므로, 아래에 설명토록 하겠다. 위장허약·간증癎症에 대해 〈감맥대조탕〉을 이용한 증례에 대해서는 증례 4~10, 12~18, 23을 참조하기 바란다.

1 파인타르 — Pine tar(소나무추출물) 2 그리파스C — Glyteer
3 그리테일파스타 — Dry distillation tar of defatting soybean(대두추출물)
4 히르도이드 — Heparinoid(국소혈전용해제) 5 아즈놀 — Sodium azulene sulfonate(상처치료 및 소염제)

■ 전형적인 3가지 병태

① 경련성 질환

분노 경련, 간질에 이용되었고, 유효례 있음.

② 야제증

옛부터 자주 언급되었고, 사용되어 왔다. 야제증, 잠이 덜 깨어 곧잘 멍한 상태에 사용. 87.5% 효과가 있었다.

③ 틱, 운동항진증, 정서불안

이상한 소리를 내거나 끊임없이 분주히 돌아다니는, 틱 증상 등에 사용하면 유효하다. 유아부터 취학전의 연령에서는 비위脾胃의 실조(허약)가 많기 때문에, 〈소건중탕〉류가 유효하다.

아토피피부염의 유아는 피부염의 가려움 때문에 잠을 이루기 어렵고, 항상 초조하며 울부짖기도 한다. 밤에는 부모가 밤잠을 설칠 정도로 야제증이 계속되어 부모와 자식 모두 심한 초조감에 이른다. 유아의 경우 정서 불안정으로 분주히 돌아다니고, 큰 소리를 지르거나 외치고, 반복적으로 자기몸을 긁어대는 아이가 많다.

위의 ①②③의 어느 하나에 해당하는 예가 늘어났고, 〈감맥대조탕〉을 사용할 기회 또한 늘어났다. 30, 33 페이지에 2006년 여름~2007년 봄의 일람표를 게재한다.

등교 거부시 호소하는 신체 증상(소아 청소년)

1. 복통을 비롯한 신체 각부의 동통
2. 지속되는 미열, 일시적 고열
3. 오심 · 구토, 설사 · 변비, 식욕 부진
4. 기침, 동계, 호흡 곤란
5. 빈뇨 · 요실금 · 야뇨, 변실금
6. 기립불가, 파행, 보행 곤란
7. 피로, 어깨결림, 현기증, 저림

본원의 성적

감맥대조탕 사용의 아토피피부염 117명

저효著效 40명, 유효 62명, 약간 유효 5명, 불명 10명

주소에 의한 분류	
① 경련성 질환	32례
② 야제증	57례
③ 틱 · 운동항진증 · 정서불안	28례
합계	117례

연령에 의한 구분

연령	구분	사람수
0세아	A	3명
1~3세	B	27명
4~6세	C	45명
6세~	D	42명

수반증상

다한증	24명	UV	2명
간증(癎症)	18명	운동항진증	2명
신경증	19명	야제증	1명
냉기	6명	자폐증	1명
홍피증	4명	상기도염	1명
이차감염	4명	한포상습진	1명
두드러기	3명	과민성장염	1명
영아습진	3명	꽃가루 알레르기	1명
천식	3명		

No	성별	연령	병명	주소	병용약	효과
1	여	D	다한증, 신경증	3	오령산	유효
2	여	C	AD, 다한증, 불안신경증	1		유효
3	남	B	AD, 두드러기	1	소건중탕	유효
4	남	B	AD	2		유효
5	남	C	다한증, 불안신경증, 두드러기	1	향소산	저효
6	남	D	AD	1		저효
7	여	D	AD	3	육미환	저효
8	여	D	다한증, 운동항진증	3	용담사간탕	저효
9	남	D	AD, 신경증, 운동항진증	1	오호탕	불명
10	남	D	AD, 신경증, 운동항진증	2	소풍산	저효
11	남	B	AD, 신경증, 운동항진증, 간증癎症	2	소건중탕	저효
12	남	C	AD, 간증癎症	2	소건중탕	저효
13	남	D	ADE, 불안신경증	2	소건중탕	유효
14	여	B	AD, 간증癎症	2	황기건중탕	저효
15	남	C	AD, 다한증	3	소풍산	불명
16	여	D	AD	3	소건중탕	유효
17	남	B	AD	2	황기건중탕	유효
18	남	C	AD	2	소건중탕	유효
19	여	C	AD, 간증癎症, 홍피증	2	소건중탕	저효
20	여	D	AD+2차 감염, 간증癎症	3	소풍산	저효
21	여	C	AD	2	소풍산	저효
22	남	A	유아 습진	2	오령산	저효
23	남	B	AD	2	오령산	저효
24	여	D	AD	1	소건중탕	유효
25	여	D	AD	1	소건중탕	유효
26	남	C	AD, 다감증, 신경증	1	오령산	저효
27	여	B	AD	2	포라라민시럽	불명
28	여	D	AD, 다감증, 신경증, 신경 긴장증	3	소풍산	저효
29	남	C	AD, 간증癎症	2	소건중탕	저효
30	여	C	AD, 다한증	2	소청룡탕 · 소풍산	유효
31	여	D	AD	1	소풍산	유효
32	여	D	AD	1	소건중탕 · 온청음	저효
33	여	D	AD, 간증癎症	1	소건중탕	저효

No	성별	연령	병명	주소	병용약	효과
34	남	D	AD, 신경증	3	당귀음자	저효
35	남	B	AD, 다한증, 위장 허약 (카포시 수두양 발진을 반복)	1	위령탕	저효
36	남	D	AD, 신경증	3	시호청간탕	저효
37	여	B	AD+2차 감염	3	배농산급탕	유효
38	남	D	AD	3	소건중탕	유효
39	남	D	AD, 다한증, 냉증	1	소풍산 · 십미패독탕	유효
40	남	D	AD, 다한증	1	오령산 · 배농산급탕 · 황기건중탕	저효
41	여	B	AD	1	오령산 · 배농산급탕 · 황기건중탕	유효
42	남	C	AD	2	방기황기탕	유효
43	여	C	AD, 신경증	2	황기건중탕	유효
44	여	C	AD, 간증癎症	1	소풍산	유효
45	여	C	AD	2	오령산	불명
46	여	C	AD	1	소건중탕	저효
47	남	D	AD, 다한증	2	인진오령산	유효
48	여	A	영아 습진, 간증癎症	2		저효
49	여	C	AD+2차 감염, 간증癎症	2	복령사역탕	불명
50	여	D	AD, 냉증, 일광피부염	3		저효
51	여	C	AD	3	소풍산	유효
52	남	D	AD, 다한증, 손습진	3	당귀음자	유효
53	남	B	AD	1	오령산	유효
54	여	B	간증癎症, 손습진	2		유효
55	여	B	AD, 간증癎症	2	오령산	유효
56	남	D	AD, 다한증, 신경증	1	소풍산	유효
57	남	C	AD, 다한증, 신경증	2	배농산급탕 · 소건중탕	유효
58	여	C	AD	2	소건중탕	유효
59	여	D	AD, 홍피증	1	소풍산 · 신이청폐탕	유효
60	남	C	AD	2	오령산	저효
61	남	D	AD, 꽃가루 알레르기	1	용담사간탕	유효
62	남	B	AD	2		유효
63	여	C	AD, 간증癎症(전신 홍반)	1	오령산	저효

No	성별	연령	병명	주소	병용약	효과
64	남	D	AD+홍피증	3	월비가출탕	약간 있음
65	남	C	AD, 간증癎症	2	소건중탕	저효
66	남	D	AD+홍피증	3	당귀음자	유효
67	여	C	AD	2	치자백피탕	약간 있음
68	여	B	AD	2	오령산	유효
69	남	D	AD, 천식	2	인진오령산	유효
70	남	B	AD	2	오령산	불명
71	남	D	AD	3	소건중탕	유효
72	여	D	AD, 냉증	3	소풍산	유효
73	여	C	AD	2	소풍산 · 소건중탕	유효
74	남	D	AD	1	소풍산	유효
75	남	D	AD	3	당귀음자	유효
76	남	D	AD, 두드러기, 억울	3	당귀음자	유효
77	남	D	자폐증	3		불명
78	여	D	AD	3	소풍산 · 십미패독탕	저효
79	남	D	AD	2	소풍산	유효
80	남	B	AD	2		저효
81	여	B	AD, 묽은 변	3	당귀음자	저효
82	여	C	AD, 다한증	2	황기건중탕	저효
83	남	C	AD, 간증癎症	1	배농산급탕 · 소풍산	저효
84	여	D	AD, 신경증	3	소건중탕	유효
85	여	B	AD, 다한증, 신경증	2	소건중탕	저효
86	여	B	AD, 다한증, 신경증	2	황기건중탕	불명
87	여	C	AD, 간증癎症	2	소건중탕	불명
88	여	B	AD	2	소건중탕	저효
89	남	C	AD	2	황기건중탕	저효
90	남	C	AD, 간증癎症	2	소건중탕	불명
91	남	C	AD	2	소건중탕	약간 있음
92	여	C	AD	3	소풍산	유효
93	남	D	AD	1	소풍산	유효
94	남	B	AD, 간증	2	오령산	저효
95	남	C	AD	3	오령산	저효
96	남	A	AD	2	오령산	저효

No	성별	연령	병명	주소	병용약	효과
97	남	C	AD, 다한증, 신경증	2	오령산	약간 있음
98	여	C	AD	1	소건중탕	저효
99	남	B	AD	2	오령산	유효
100	여	C	AD	1	길경석고	약간 있음
101	남	C	AD, 다한증, 천식	1	인진오령산	불명
102	여	B	AD, 다한증, 간증癎症	2	소건중탕	유효
103	여	C	다한증, 일광피부염	2	포라라민	유효
104	여	C	AD, 운동항진증	3	당귀음자	유효
105	여	C	AD	2	소건중탕	유효
106	여	C	AD	2	당귀음자	유효
107	여	C	AD, 간증癎症	1	소건중탕	유효
108	남	D	AD, 냉증	1	용담사간탕	유효
109	남	D	AD, 다한증, 간증, 신경증	2	당귀작약산	저효
110	남	C	AD, 다한증	2	당귀음자	유효
111	남	B	AD	2	소건중탕 · 오령산	유효
112	여	C	한포증습진	1		유효
113	남	C	AD+2차 감염, 상기도염	1	위령탕 · 인삼탕	유효
114	남	B	영아 습진	3	소건중탕	유효
115	여	D	AD	2	소건중탕	유효
116	남	C	AD+2차 감염	2	소건중탕 · 소풍산	저효
117	남	D	AD	3	소풍산	저효

AD = Atopic Dermatitis (아토피피부염)

사춘기 · 성인기의 치료

국소 부위의 소견에 따른 사용처방

사춘기 · 성인기가 되면, 아토피피부염에 있어서도 다채로운 증상이 출현하고, 염증이 전신에 미치는 것이 큰 특징이다. 그리고 겨드랑이나 팔꿈치의 안쪽 등 피부가 접하는 부위는 태선화(피부가 두꺼워져 딱딱해진다)를 일으켜 매우 난치가 된다. 피부가 접히는 부위에는 땀이 차는 것도 큰 요인이다.

우선은 표치標治의 관점에서 설명하고자 한다.

표피 상태도 여러 가지 형태가 존재하고, 대체로 홍피증이 되는 경우가 많다. 홍피증에는 〈오림산〉 〈소풍산〉 〈계지복령환〉을 비롯해 청열제清熱劑·이수제利水劑 · 구어혈제驅瘀血劑를 중심으로 처방을 운용한다. 강한 염증을 잡으려면 강한 청열제를 이용하지만, 아토피피부염에서는 비허脾虛(위약胃弱)의 예가 많아 내부에 냉기가 있기 때문에, 청열제는 너무 사용해서는 안 된다. 그에 알맞은 가감이 중요하다. 허열을 제거하는 처방을 중심으로 병증을 파악해가는 처치방식도 당연하다고 볼 수 있다.

아토피피부염에 있어서 그 외의 피부의 국소 소견에 대한 처방을 다음과 같이 들 수 있다(⑫).

「안면」의 홍조가 강하고, 피부염이 전신에 미칠 때에는 〈치자백피탕〉 〈황련해독탕〉 〈계지가황기탕〉 〈백호가인삼탕〉 등. 특히 백호가인삼탕은 화끈거림, 발한, 갈증을 목표로 한다.

「전신」의 홍반, 구진, 태선이 있을 때에는 〈온청음〉 〈형개연교탕〉 〈시호청간탕〉

⑫ 사춘기 · 성인기 – 표치

습진의 여러 가지 형태가 존재하고, 홍피증이 되는 예가 많다.
청열제清熱劑 · **이수제**利水劑 · **구어혈제**驅瘀血劑를 주로 한다.

피부의 국소 소견에 대한 처방

① **홍피증**
〈오림산〉〈소풍산〉〈계지복령환〉
※ 청열 · 이수 · 구어혈제에 의한 사법瀉法을 병용

② **안면**의 홍조가 강하고, **전신**의 피부염이 나타날 때
〈치자백피탕〉〈황련해독탕〉〈계지가황기탕〉
〈백호가인삼탕(화끈거림, 발한, 갈증이 있을 때)〉

③ **전신**의 홍반, 구진, 태선
〈온청음〉〈형개연교탕〉〈시호청간탕〉〈시호계지탕〉

④ **홍반, 부종, 삼출**이 있을 때
〈월비가출탕〉〈저령탕〉〈인진오령산〉〈오령산〉〈소풍산〉

⑤ **상반신 상부**의 홍반이 주된 피부염
〈삼물황금탕〉〈신이청폐탕〉

⑥ **하반신**에 염증이 강한 경우
〈용담사간탕〉〈우차신기환〉

⑦ **감염증**이 있을 때
〈배농산급탕〉〈십미패독탕〉

⑧ **허약**으로 **상반신**에 발한이 있을 때
〈계지가황기탕〉〈방기황기탕〉

⑨ **전신**이 건조한 경우
자음제 – 〈맥문동탕〉〈당귀음자〉〈자음강화탕〉

⑩ 이수제利水劑의 병용
〈오령산〉 – 여러 연령대에 두루 사용하여 습을 제거한다.
〈방기황기탕〉 – 다한증, 부종에 이용한다.
〈저령탕〉 – 자음이수滋陰利水 작용이 있어 열증에 이용한다.
〈인진오령산〉 – 오령산의 증證에서 홍반이 있는 것
〈영계출감탕〉 – 수독상충에 의해 삼출 피부염이 있는 것

〈시호계지탕〉 등.

「상반신 상부」의 홍반이 주소인 것에는 〈삼물황금탕〉 〈신이청폐탕〉 등.

또, 홍반, 부종, 삼출이 있을 때의 주된 처방에는 〈월비가출탕〉 〈저령탕〉 〈인진오령산〉 〈오령산〉 〈소풍산〉을 들 수 있다. 이것들은 단기 사용으로 대처해야 한다.

「하반신」에 염증이 강한 경우에는 〈용담사간탕〉 〈우차신기환〉 등.

감염증이 있을 때에는 〈배농산급탕〉 〈십미패독탕〉 등을 이용한다.

허약으로 「상반신」에 발한이 있을 때에는 〈계지가황기탕〉 〈방기황기탕〉 등.

「전신」의 건조성 피부염이 있을 때에는 〈맥문동탕〉 〈당귀음자〉 〈자음강화탕〉 등의 자음제滋陰劑를(이 경우는 표치標治여도) 이용한다.

이수제利水劑의 병용에 관해서는 아래와 같이 정리할 수 있다.

습을 제거하는 대표적인 처방으로서의 〈오령산〉은 여러 연령대에 두루 사용할 수 있다. 다한증, 부종에는 〈방기황기탕〉을 이용한다. 〈저령탕〉은 자음작용·이수 작용이 있어 열증에 이용한다. 〈인진오령산〉은 오령산의 증에서 홍반이 있는 것에 이용한다. 〈영계출감탕〉은 수독의 상충에 의해 삼출성 피부염이 있는 것에 이용한다.

본치本治와 사용 처방

사춘기·성인기의 본치本治에 관해서는 보기제, 보혈제, 자음제를 중심으로 보충하면서 체질개선을 실시하는 것이 기본이다.

위장허약, 후천적인 에너지 부족 상태의 비허증脾虛證에는 〈육군자탕〉 〈사군자탕〉 〈인삼탕〉 〈평위산〉 등을 이용한다. 신정腎精이 부족한 선천적인 체질 허약의 신허증腎虛證에는 〈팔미환(팔미지황환)〉 〈육미환(육미지황환)〉 〈진무탕〉 등을 이용한다. 스트레스의 관여가 큰 간기울체肝氣鬱滯(간울肝鬱)에는 〈사역산〉 〈시호계지탕〉 〈시호계지건강탕〉 〈시호가용골모려탕〉 〈억간산〉 〈가미소요산〉 등을 이용한다. 혈허血虛에는 〈사물탕〉이 대표적인 처방이다(⑬).

아토피피부염에는 사계절 각각의 특징도 크게 관여하지만, 그것들에 대해서는 제3장의 각 계절의 항에서 자세히 설명토록 하겠다.

⑬ 사춘기 · 성인기 – 본치

보기제補氣劑, **보혈제**補血劑, **자음제**滋陰劑를 중심으로, 보충하면서 체질개선을 실시한다.

① 위장허약–후천적인 에너지 부족
〈육군자탕〉 〈사군자탕〉 〈인삼탕〉 〈평위산〉
② 신정허腎精虛(신정부족腎精不足)–선천적인 체질 허약
〈팔미환〉 〈육미환〉 〈진무탕〉
③ 간기울체肝氣鬱滯(간울肝鬱)
〈사역산〉 〈시호계지탕〉 〈시호계지건강탕〉 〈시호가용골모려탕〉
〈억간산〉 〈가미소요산〉
⑨ 혈허血虛
〈사물탕〉

제2장

영아 · 유아 · 소아기의 치료

1. 영아기 증례

영아기의 포인트

1. 영아기부터 유아기幼兒期에 있어서는 수기水氣가 강하다.
2. 얼굴이나 머리에 지방이 모여 가피를 만든다.
3. 침이 과도하게 나오면 입 주위부터 뺨에 걸쳐 피부염이 된다.

영아기의 대표 처방

- 치두창일방治頭瘡一方
- 인삼탕人參湯
- 오령산五苓散 · 위령탕胃苓湯

처방 해설

▶ 치두창일방治頭瘡一方

출전: 본조경험방本朝經驗方

천궁川芎 3.0g　창출蒼朮 3.0g　연교連翹 3.0g　방풍防風 2.0g
감초甘草 1.0g　형개荊芥 1.0g　홍화紅花 1.0g　대황大黃 0.5g
인동忍冬 2.0g

• 다량의 분비물, 가려움, 진疹, 특히 상반신에서 위, 머리 부분, 안면의 아토피피부염에 잘 이용된다.

• 습열의 사邪(독毒)를 제거한다. 조습산풍燥濕散風(홍반이 있고 삼출이 있는 피부표면을 말리고, 발산·제거시킨다)의 작용이 있다.

용량 영아 2.0~2.5g/일
유소아 2.5~5.0g/일
어른 7.5g/일

[치두창일방을 이용한 예]

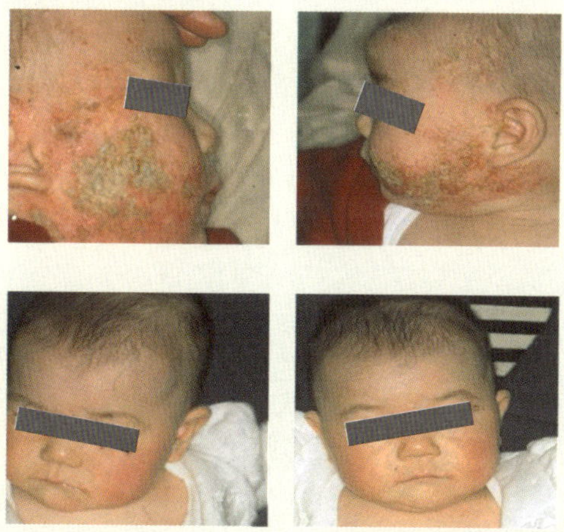

치료전

1개월 후

▶ 인삼탕人參湯

출전: 상한론傷寒論, 금궤요략金匱要略

감초甘草 3.0g 창출蒼朮 3.0g 인삼人參 3.0g 건강乾姜 3.0g

• 위장 허약, 권태감, 소변이 묽고 양이 많은 경우.
• 구강에 엷은 타액이 고이는 등의 증상을 수반하고, 침을 많이 흘리는 아토피피부염의 안면 피부염에 이용한다.

용량 영아 2.0g~2.5g/일
유소아 2.5g~5.0g/일
어른 7.5g/일

[인삼탕을 이용한 예]

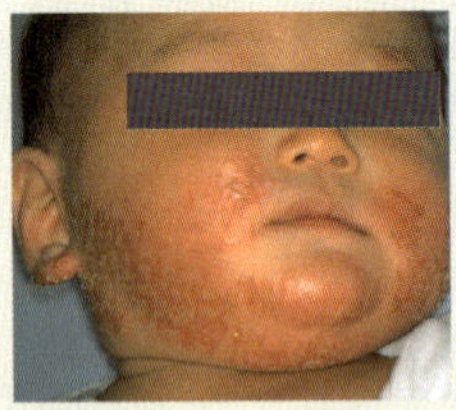

치료전

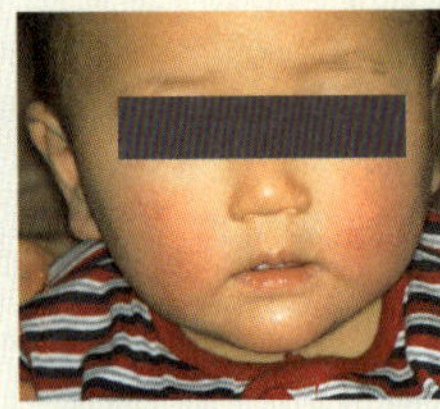

1개월 후

▶ 오령산五苓散

출전: 상한론傷寒論, 금궤요략金匱要略

택사澤瀉 4.0g 복령茯苓 3.0g 창출蒼朮 3.0g 계지桂枝 1.5g
저령猪苓 3.0g

- 구갈 · 소변감소 · 부종 · 오심 · 구토 · 현기증 등을 수반하는 경우.
- 심하부에 진수음(위내정수)을 확인하는 경우.
- 복진시 복력腹力의 정도는 다양하다.
- 대부분의 예에 수독水毒이 있다.

용량 영아 2.0g~2.5g/일
유소아 2.5g~5.0g/일
어른 7.5g/일

▶ 위령탕胃苓湯(오령산합평위산)

출전: 만병회춘萬病回春

후박厚朴 2.5g 복령茯苓 2.5g 저령猪苓 2.5g 창출蒼朮 2.5g
진피陳皮 2.5g 백출白朮 1.5g 택사澤瀉 2.5g 계피桂皮 2.0g
생강生姜 1.5g 대조大棗 1.5g 감초甘草 1.0g

- 위장염, 설사, 위장 허약이 있고 묽은 변으로 수水의 편중이 있을 때.
- 습열濕熱이 있을 때 유효.

용량 영아 2.0g~2.5g/일
유소아 2.5g~5.0g/일
어른 7.5g/일

증례 1 아토피피부염

남아 생후 2개월에 초진

현증 생후 직후에 얼굴, 머리에 지루성가피가 발생하였다. 서서히 홍반이 되어 부종과 함께 전신으로 확대되었다.

모유와 우유 혼합. 황색의 묽은 변.

치료와 경과

위령탕 2.5g을 14일분 (분3) 투여했다.

홍반은 거의 소실됐다. 전반적으로 건조하다. 하얀인설(+)이 되고, 뺨에만 삼출성 홍반이 남았다.

인삼탕 1.0g, **계지가황기탕** 1.0g을 14일분 (분3) 투여했다.

전신은 대체적으로 좋았다. 하지에 다소 남아 있는 정도다. 땀이 많았다.

방기황기탕 2.5g을 28일분 (분3) 투여했다.

전신의 피부염은 호조를 보였다. 생후 8개월이 되어 이유식을 증가시키므로 하기 처방으로 변방했다.

소건중탕 2.5g. 1세 이후는 **소건중탕** 5.0g으로 했다.

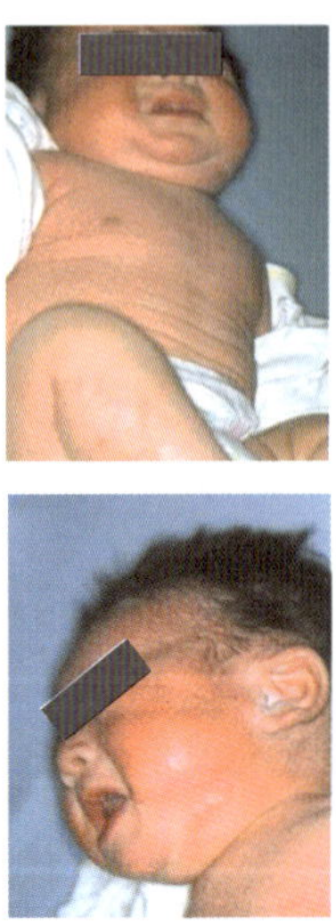

치료전

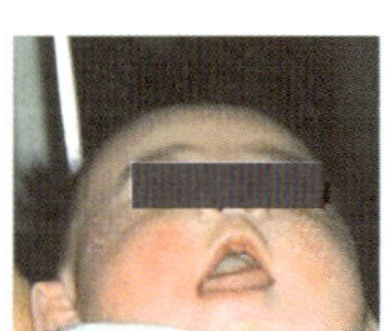

2주일 후

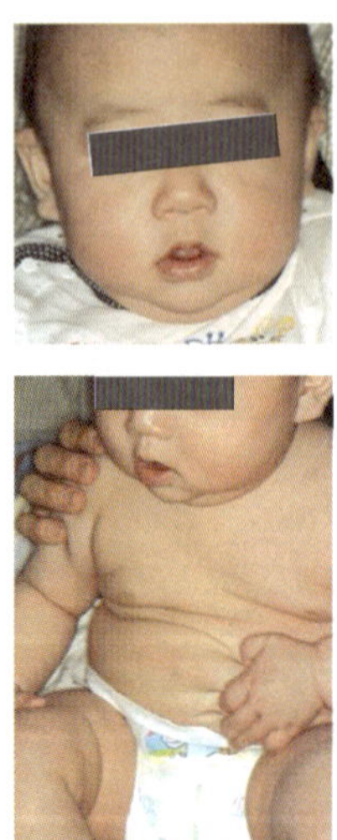

4주일 후

증례 2 아토피피부염

여아 생후 1개월에 초진

현증 생후 1주에 얼굴, 머리에 지루성가피가 발생하였다. 홍반, 가려움이 있고, 잠을 들 수 없다.

모유만 먹이므로 모친에게 식사 지도를 하는 동시에, 다음과 같은 처방을 복용시켰다.

치료와 경과

수유 1시간 전에 마시도록 지시하고, 모친에게 **소풍산** 7.5g을 14일분 투여했다.

2주일 후에 내원했지만, 1주일째 영아는 잘 자고, 모유를 잘 먹게 되었다고 했다. 피부염은 치유되었다.

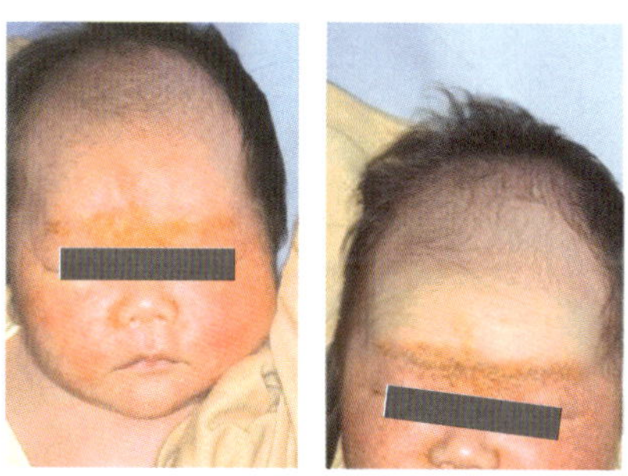

치료전

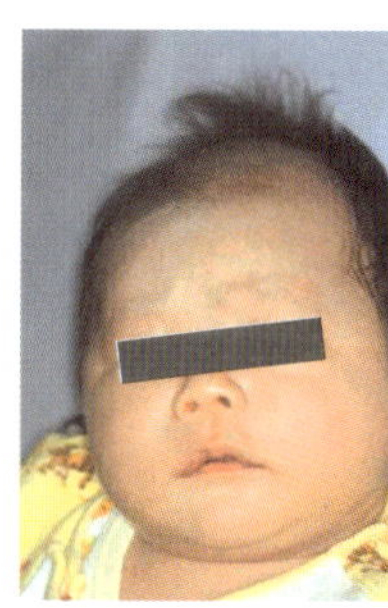

2주일 후

증례 3 아토피피부염

남아 생후 1년에 초진

현병력 생후 1개월에 아토피피부염이 발병했다. 생후 3개월 경과했을 무렵에 삼출을 보게 되었다. 서서히 악화. 전 병원에서 자디텐, 셀텍트[1]를 내복. 린데론[2], 아르메타[3], 안데베이트[4], 로코이드[5], 아연화 연고 등을 처방받고 있었다.

현증 2차 감염을 수반하고, 삼출, 미란, 홍반이 있다.

치료와 경과

소풍산 2.5g, **인진오령산** 2.5g을 7일분 (분2) 투여했다.

삼출, 미란은 감소했지만, 홍반이 남았다.

소풍산 2.5g, **길경석고** 2.0g을 28일분 (분2) 투여했다.

3개월 후에 전화로 문의했는데, 전신의 피부는 거의 치유되고, 허리에 가려움이 조금 보일뿐이라고 했다.

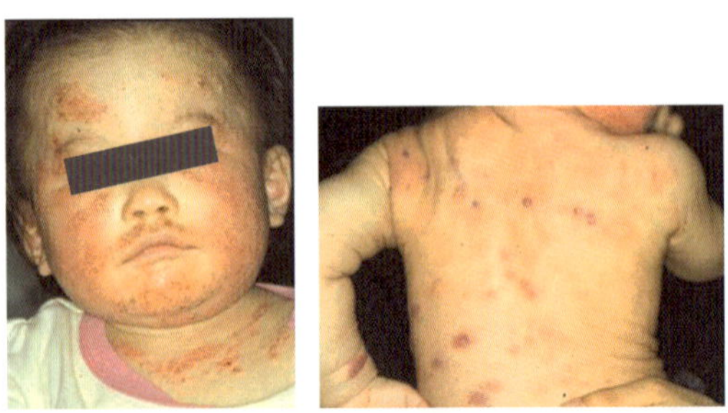

치료전

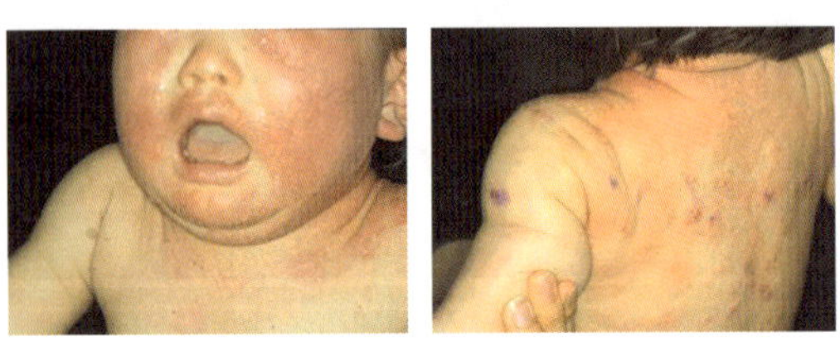

1주일 후

1 셀텍트 — Oxatomide(항히스타민제) 2 린데론 3 아르메타 — Alclometasone dipropionate(외용 스테로이드) 4 안데베이트 — Betamethasone butyrate propionate(외용 스테로이드) 5 로코이드 — Hydrocortisone butyrate(외용 스테로이드)

증례 4 영아 습진, 아토피피부염의 징조

남아 생후 4개월에 초진

현증 전신에 홍반, 부종이 있다. 일부에 삼출이 보임. 양친에게 알레르기 있음.

치료와 경과

오령산 2.5g을 14일분 투여했다. 포라라민[6]시럽 2cc 그리테일파스타[7]를 병용했다.

2주일 후의 재진시, 마찬가지로 **오령산** 2.5g을 21일분 투여했다.

꽤 효과가 좋다. 야제증이 있다고 했다.

감맥대조탕 2.5g을 14일분 투여했다.

이유식을 시작하고 피부염이 악화되었다.

소건중탕 2.5g을 투여했다.

16주에 걸쳐서 계속했다. 나빴던 변 상태도 서서히 좋아지고, 이유식은 천천히 진행하도록 지도했다. 피부는 치유가 되었다.

외용으로서 바셀린[8], 바스타론[9], 히르도이드[10] 혼합 크림을 사용.

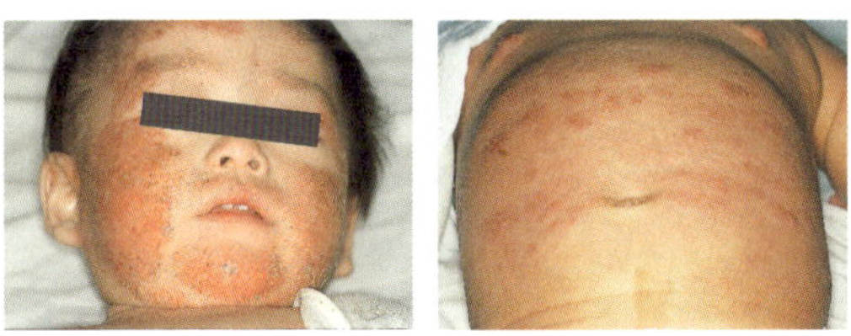

치료전

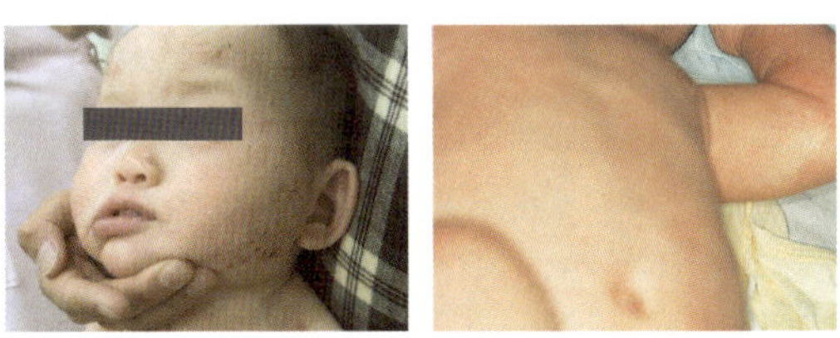

2주일 후

6 포라라민 — D-chlorpheniramine maleate(항히스타민제) 7 그리테일파스타 — Dry distillation tar of defatting soybean(대두추출물) 8 바셀린 9 바스타론 — 약품정보는 없으나 검색결과 히르도이드와 비슷한 보습제인 듯 10 히르도이드 — Heparinoid(국소혈전용해제)

증례 5 아토피피부염

남아 생후 1년에 초진

현병력 생후 3개월에 아토피피부염이 발병했다. 모유만 먹었다.
전 병원에서, 후르메타, 겐타마이신, 히르도이드, 안담을 외용.

현증 전신에 홍피증, 가려움(+++), 소식少食, 불면, 다리의 냉기(+), 야제증(+), 호흡기가 약하다. 감기 걸리기 쉽다. 위장 허약.

치료와 경과

위령탕 2.5g을 14일분 (분2) 투여했다.

홍피증은 완화되었다. 설사(+), 항문부위에 홍반이 있었다.

소건중탕 2.5g, **감맥대조탕** 2.5g을 28일분 투여했다.

설사는 치유되고, 홍반은 조금 호전됐다. 전신이 건조하고 가려움이 있었다.

소건중탕 2.5g, **감맥대조탕** 2.5g을 28일분 투여했다.

야제증은 대체로 좋아졌다. 피부 상태도 거의 좋아졌다.

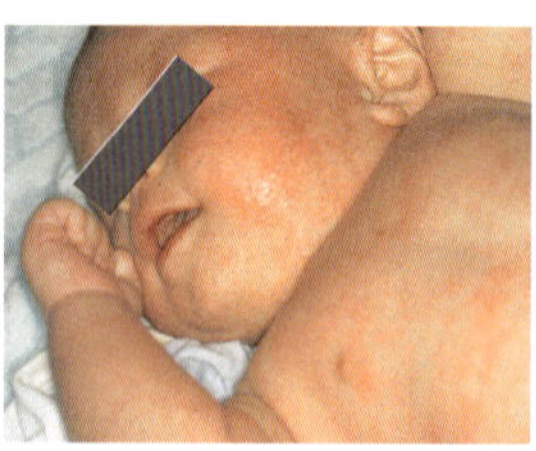
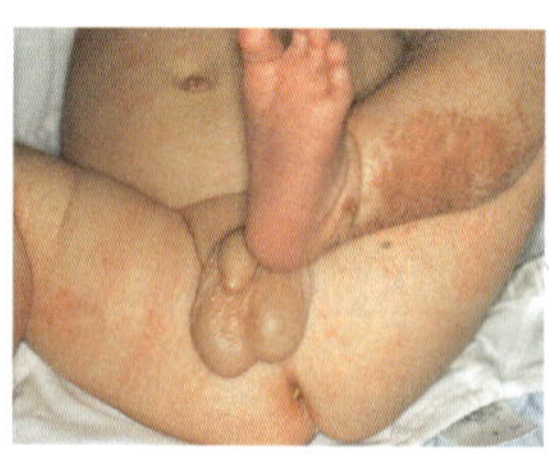
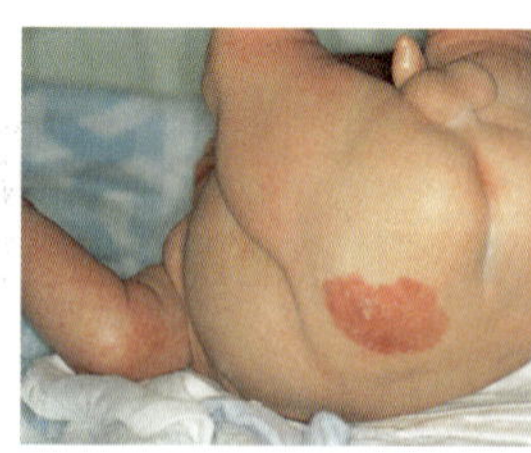

치료전

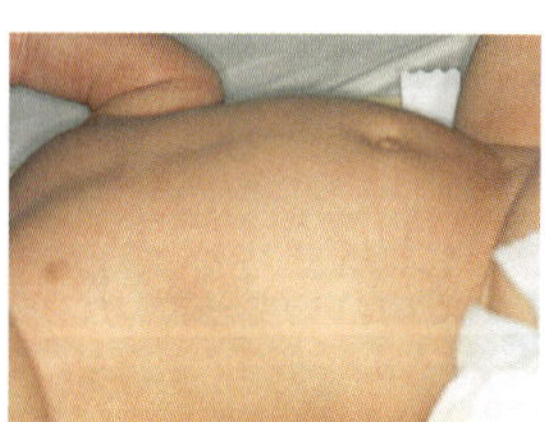
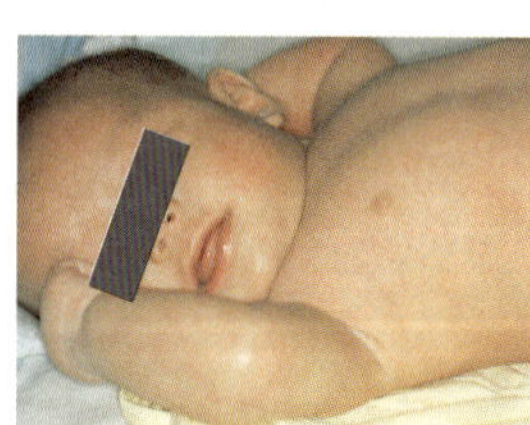

2주일 후

증례 6 아토피피부염, 천식, 정서 불안정

여아 1세 4개월에 초진

현증 관절에 삼출성 홍반이 있다. 2차 감염 있음. 전신에 홍반과 구진이 보이고, 초조해하며 울부짖는다. 천식도 있다. 양친에게 아토피피부염 및 알레르기비염이 있다.

복증 좌측 복직근 압통

발한 테스트

		초진시		1개월 후	
		스트레스전	스트레스후	스트레스전	스트레스후
발한량	오른손	99.9%	-	72.8%	99.9%
	왼손	99.9%	-	80.3%	99.9%
	오른발	99.9%	-	58.9%	99.9%
	왼발	99.9%	-	53.9%	99.9%

치료와 경과

소건중탕 2.5g, **방기황기탕** 2.5g을 14일분 투여했다.

감맥대조탕 2.5g, **방기황기탕** 2.5g을 14일분 투여했다. 잠을 잘 못자기 때문에 감맥대조탕은 밤에 복용하도록 지시했다.

삼출이 마른 것을 확인하고 이하의 처방으로 했다.

감맥대조탕 2.5g, **소풍산** 2.5g을 14일분 투여했다.

피부염은 치유되었다. 천식이 남았기 때문에, 이하의 처방으로 했다.

시박탕 2.5g, **소풍산** 2.5g을 14일분 투여했다.

잘 자고 잘 먹게 되었다. 기침도 누그러졌다.

치유가 되었다.

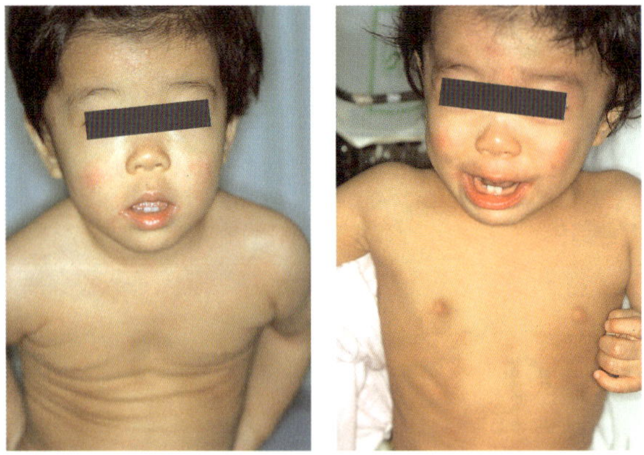

치료전

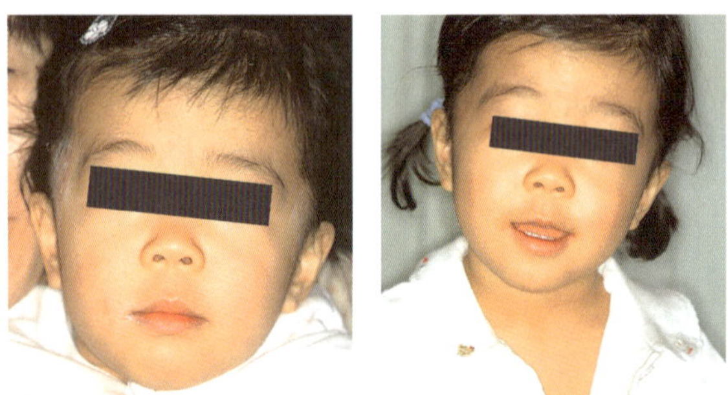

치료후

증례 7 아토피피부염, 경련성 질환

여아 1세 5개월에 초진

현병력 0세에 아토피피부염이 발병했다. 8개월에 무열성경련이 발병하였다. 음식 알레르겐 다종(9종류에 양성). 양친에게 알레르기 피부염이 있었다.

현증 전신에 건조한 홍반이 있다. 가려움 때문에 잠을 못자고 곧잘 밤에 깨어 운다. 묽은 변이 계속된다.

치료와 경과

감맥대조탕 2.5g, **위령탕** 2.5g을 14일분 투여했다.

감맥대조탕 2.5g, **길경석고** 2.5g을 14일분 투여했다.

변은 좋아졌다. 홍반(+). 4개월째 초조함이 없어졌다.

소건중탕 2.5g으로 변방했다.

위장 허약이 좋아지고 피부염은 치유되었다.

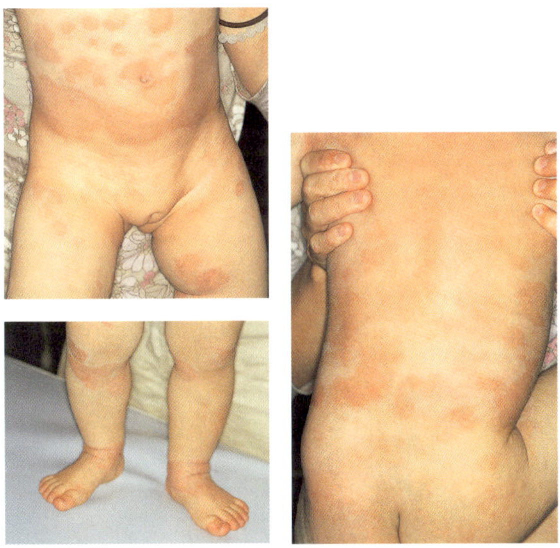

치료전

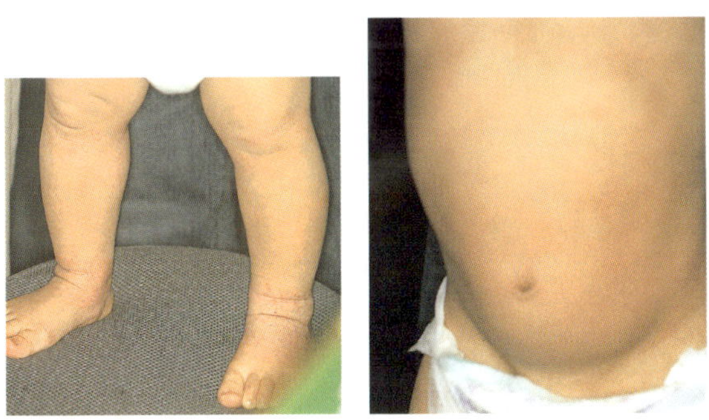

치료후

증례 8 아토피피부염, 야제증

남아 생후 6개월에 초진

현병력 0세에 아토피피부염이 발병했다. 전병원에서 계지가용골모려탕, 배농산급탕이 투여되고 있었다. 부친도 같은 병으로 치료중이었다.

현증 전신에 홍반과 건조가 보인다. 특히 얼굴 · 목부위에 홍반 · 부종 · 삼출이 현저하게 보인다. 끊임없이 얼굴을 긁는다. 가려움으로 야제증 · 불면이 있고, 묽은 변을 본다.

치료와 경과

감맥대조탕 1.25g, **오령산** 1.25g을 14일분 (분3) 투여했다.

삼출이 없어지고 편안해 졌다.

감맥대조탕 1.25g, **소건중탕** 2.5g을 28일분 (분3) 투여했다.

치유가 되었다.

외용약으로는 바라마이신[11] + 그리파스C[12] 혼합과 피옥타닌[13] 아연화 연고를 사용했다. 삼출이 사라진 후로는 그리파스C만으로 하고 있다.

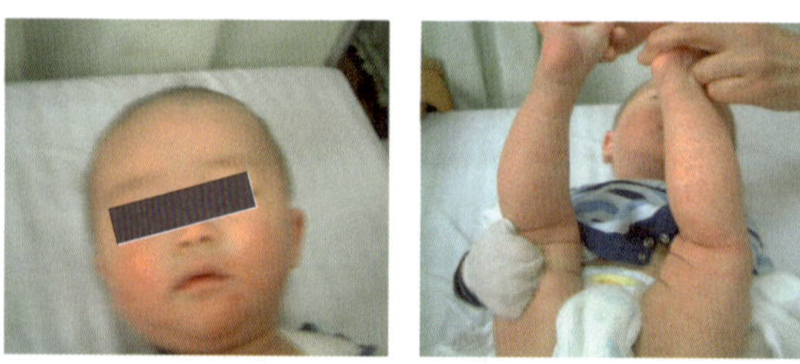

치료전

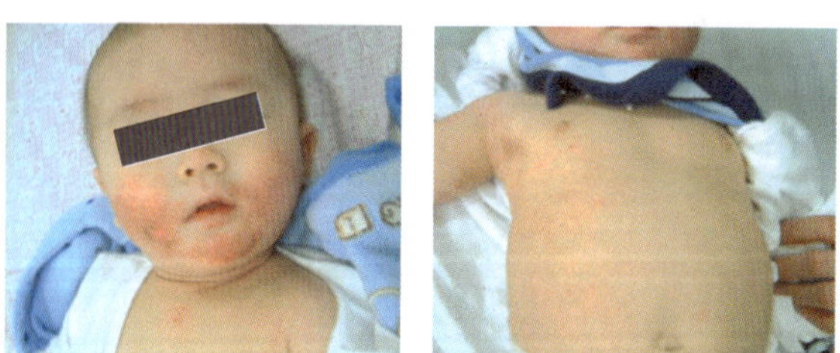

2주일 후

11 바라마이신 — Bacitracin Fradiomycin sulfate(감염증치료제) 12 그리파스C — Glyteer Diphenhydramine(진통소염제) 13 피옥타닌 — Methylrosanilinium Chloride(살균제)

증례 9 아토피피부염, 야제증

남아 1세 4개월에 초진

현병력 생후 얼마 되지 않아서 아토피피부염이 발병했다. 증상이 가라앉더라도 얼굴에는 재발한다. 포도상구균 감염이 있고, 전병원에서 항생제와 항히스타민제를 외용하고 있었다. 수포창水疱瘡으로 조비락스[14]도 투여되고 있었다. 양친에게 천식, 알레르기비염이 있었다.

현증 전신에 홍반, 삼출성 피부염과 미란을 형성하고 있다.
몸 전체가 가렵다. 불면이 있고 초조(++). 식사량이 적다.

복증 양측 복직근이 긴장된 상태

치료와 경과

감맥대조탕 2.5g(밤), **황기건중탕** 3.0g(아침)을 24일분 투여했다.
삼출은 거의 말랐다. 홍반(+-), 인설(+), 건조(+).
세 번째 진료시에 보니, 전체적으로 좋지만, 얼굴에 삼출과 홍반이 남았다.
여름 무렵쯤에는 더위로 열사병 양상이 되었다.
감맥대조탕 2.5g(밤), **오령산** 2.5g(아침)을 24일분 투여했다.
그 후, **감맥대조탕** 2.5g(밤), **소건중탕** 2.5g(아침)을 2개월분 투여했다.
소건중탕 2.5g, **배농산급탕** 2.5g을 14일분 투여했다. 때로 재연하는 화농에 항생제는 사용하지 않고 배농산급탕으로 하고 있었다.
감맥대조탕 2.5g, **소건중탕** 2.5g으로 되돌렸다.
치유가 되었다.

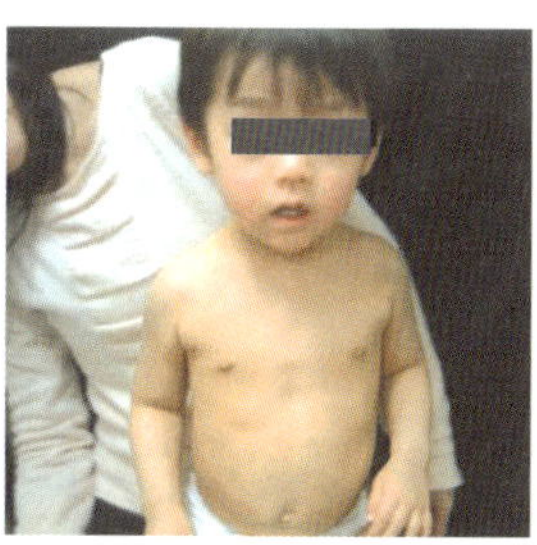
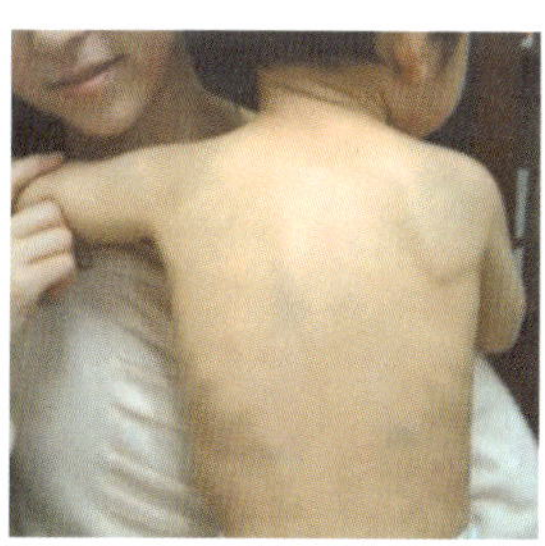
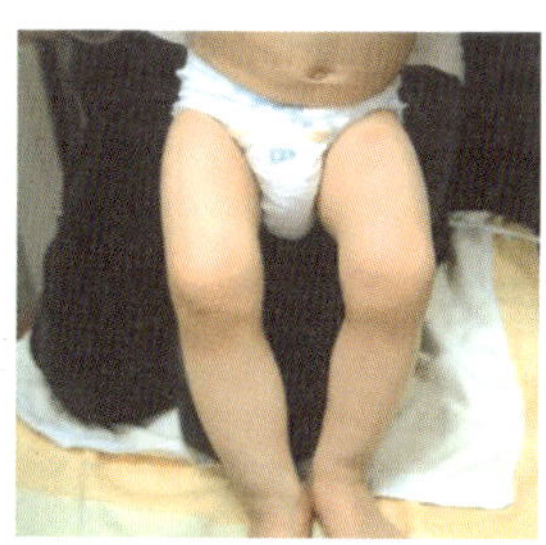

치료후

14 조비락스 — Acyclovir(항바이러스제)

2. 유아기 증례

유아기幼兒期의 포인트

1. 얼굴로부터 머리, 몸에 마른 피부염 증상이 나타남. 붉은 발진이 잘 생기며, 다른 부위로도 피부증상이 조금씩 번진다.
2. 비위허약이 많다.
3. 야제증이 심하다.

유아기幼兒期의 대표 처방

- 보중익기탕補中益氣湯
- 감맥대조탕甘麥大棗湯
- 시호청간탕柴胡淸肝湯
- 소건중탕小建中湯

처방 해설

▶ 보중익기탕補中益氣湯

출전: 비위론脾胃論

황기黃耆 4.0g 창출蒼朮 4.0g 인삼人參 4.0g 당귀當歸 3.0g
시호柴胡 2.0g 대조大棗 2.0g 진피陳皮 2.0g 감초甘草 1.5g
승마升麻 1.0g 생강生姜 0.5g

- 소화 기능이 쇠약하고 사지의 권태감이 심한 허약한 사람의 기력을 북돋운다.
- 비허脾虛가 주증상인 생체의 환경을 조정하고 허열虛熱을 식히는 작용이 있다.
- 영유아기의 아토피피부염에 잘 이용된다.

용량 영아 2.0~2.5g/일
유소아 2.5~5.0g/일
어른 7.5g/일

▶ 시호청간탕柴胡淸肝湯

출전: 일관당창방一貫堂創方

시호柴胡 2.0g 황백黃柏 1.5g 지황地黃 1.5g 당귀堂歸 1.5g
작약芍藥 1.5g 천궁川芎 1.5g 연교連翹 1.5g
산치자山梔子 1.5g 우방자牛蒡子 1.5g 과려근瓜呂根 1.5g
박하薄荷 1.5g 감초甘草 1.5g 황련黃連 1.5g 황금黃芩 1.5g
길경桔梗 1.5g

- 피부의 색이 거무스름하고, 편도, 경부나 악하부 림프선 등에 염증, 종창을 일으키기 쉬운 경우.
- 소아에게 사용될 때가 많다. 짜증이 강하고 불면, 야제증이 있는 경우.
- 양복직근의 긴장, 계륵하부에 저항·압통이 있는 경우.

용량 영아 2.0~2.5g/일
유소아 2.5~5.0g/일
어른 7.5g/일

▶ 소건중탕小建中湯

출전: 상한론傷寒論, 금궤요략金匱要略

작약芍藥 6.0g 감초甘草 2.0g 계피桂皮 4.0g 생강生姜 1.0g
대조大棗 4.0g

- 피로하기 쉽고 안색이 나쁜 경우.
- 복벽이 얇고, 양측복직근이 긴장하고 있는 경우.
- 식사량이 적고 끈기가 없다. 현대의 식생활은 이러한 증상을 조장하는 측면이 있다.
- 야뇨증, 서혜부 헤르니아에도 주효하다.

용량 영아 2.0~2.5g/일
유소아 2.5~5.0g/일
어른 7.5g/일

▶ 감맥대조탕甘麥大棗湯

출전: 금궤요략金匱要略

대조大棗 6.0g 소맥小麥 20.0g 감초甘草 5.0g

- 정신 흥분이 심하고, 불안, 불면, 경기 등이 있는 경우.
- 소아간증, 야제증, 실신발작 등. 초조해서 잘 수 없는 영아, 소아에게 주효하다.
- 허약아의 소화기병을 개선하고 체력을 기른다.
- 복직근이 연급攣急되어 있는 경우.

용량 영아 2.0~2.5g/일
유소아 2.5-5.0g/일
어른 7.5g/일

증례 10 아토피피부염

여아 5세 때에 초진

현병력 3세 정도부터 아토피피부염이 서서히 확대되고 악화되어 홍피증이 나타났다. 전 병원에서 삼물황금탕과 십미패독탕, 십전대보탕과 억간산, 억간산과 치자백피탕 등을 음용하고 있었다.

현증상 전신에 홍반은 있지만 건조해 인설이 보인다. 자고 나서 가려워하고, 얕은 잠을 잔다. 땀이 나지 않는다. 체온이 높다. 화끈거림(+).

치료와 경과

계마각반탕 2.0g, **감맥대조탕** 2.5g, **형개 · 연교** 각 1.0g을 14일분 투여했다. 편안히 잘 수 있게 되었고, 가려움은 거의 호전되었다. 건조와 인설(+). 땀이 나지 않았다. 기침이 나왔다.

계마각반탕 2.0g, **오호탕** 2.5g, **형개 · 연교** 각 1.0g을 14일분 투여했다.
거의 치료되어서 진료를 의뢰했던 의사에게로 돌려보냈다.

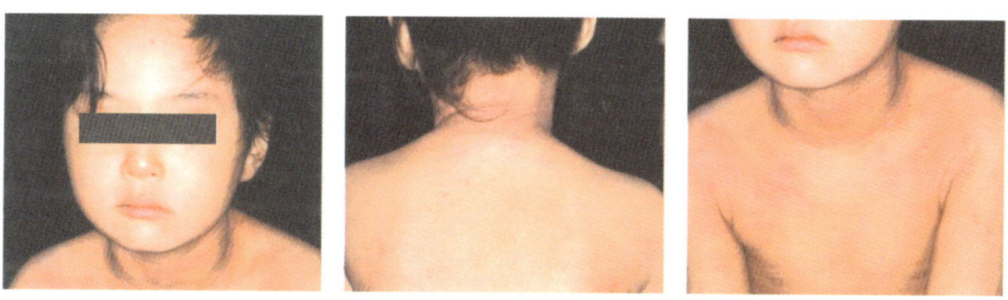

치료전

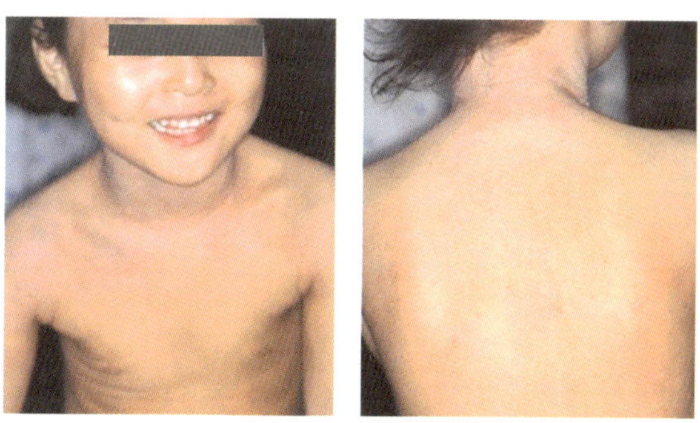

치료후

증례 11 아토피피부염

여아 3세 때에 초진

현증 아토피피부염으로 전신에 홍반, 건조, 낙설이 있었다. 가려움은 약간 있는 정도.

복증 제방압통

치료와 경과

보중익기탕 2.5g, **위령탕** 2.5g을 10일분 투여했다.

6주일 후. 마시기 어렵지만 소량씩 마신다고 했다. 발한 있음.

여름이 되어 아래의 처방으로 변경했다.

방기황기탕 2.5g을 6일분 투여했다.

3개월 후. 건조(+). 아래 처방으로 했다.

이진탕 2.5g을 28일분 투여했다.

3개월 후(혹한기). 가려움은 있고, 홍반은 담홍 상태(완화 경향). 아래 처방을 했다.

계마각반탕 2.5g. 거의 치유되었다.

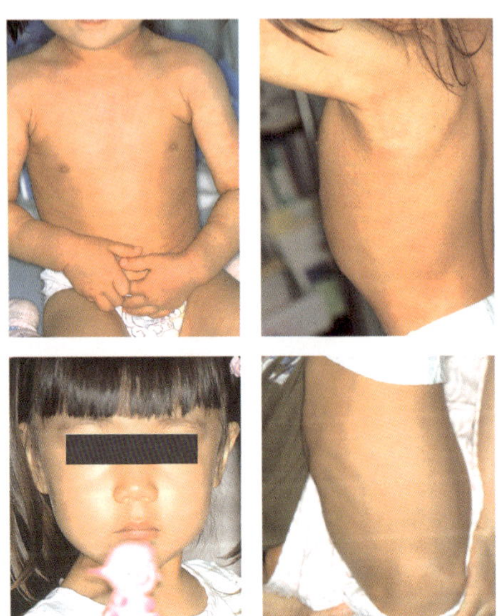

치료전

6주후

증례 12 아토피피부염, 간증癎症

남아 1세 때에 초진

현병력 생후 1개월부터 아토피피부염이 발병했다. 전 병원에서 자디텐[15], 인탈[16]을 내복. 로코이드[17], 리도멕스[18], 린데론[19], 아연화 연고를 외용. 스테로이드제를 중지하고 3개월이 지났다. 카포시 수두양 발진을 반복했다. 조모, 어머니 모두 예민한 상태로 진료실에서 질문이 많았다.

현증 전신에 삼출성 홍반과 농가진이 있다. 변은 1, 2회. 울고 건드리지 못하게 한다. 짜증이 강하다.

복증 양측 복직근 긴장.

치료와 경과

아래 처방을 사용했다. 재발성감염증이기 때문에 배농산급탕, 위장허약에 위령탕, 소건중탕을 사용. 감염증상 소실 후, 간증癎症에 감맥대조탕을 사용.

위령탕 2.5g, **배농산급탕** 2.5g.

배농산급탕 2.5g, **저령탕** 2.5g.

감맥대조탕 2.5g, **소건중탕** 3.0g.

위의 처방들로 거의 치료되었다.

2년 후 다시 내원했을 때, 안면 홍반과 신경성 발한을 보여서, **계지가용골모려탕** 2.5g, **삼물황금탕** 2.5g으로 처방했다. 경과가 좋았다.

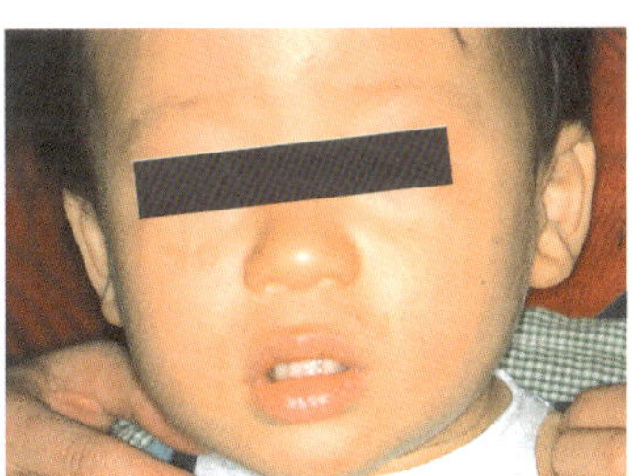
치료전

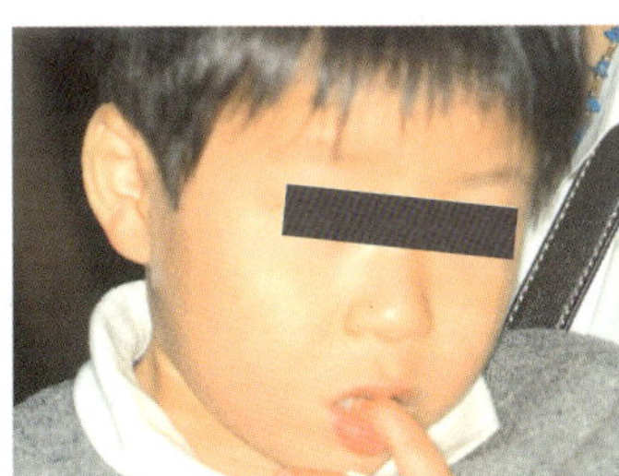
8개월 후

15 자디텐 — Ketotifen fumarate(항히스타민제) 16 인탈 — Sodium cromoglicate(흡입스테로이드)
17 로코이드 — Hydrocortisone butyrate(외용 스테로이드) 18 리도멕스 — Prednisolonevalerate acetate (외용 스테로이드) 19 린데론

증례 13 아토피피부염, 정서 불안정

여아 5세 때에 초진

현병력 0세에 아토피피부염이 발병했다. 부친에게 알레르기가 있었다.

현증 전신에 홍반, 구진이 있다. 낙설이 혼재하고, 일부 태선화가 보인다. 가려움이 강하다. 손발에 다한증이 있다.
일광 피부염이 있다. UV테스트 40초까지(-).
(UV테스트에 대해서는 「도해 · 증례 피부질환의 한방치료」를 참조)

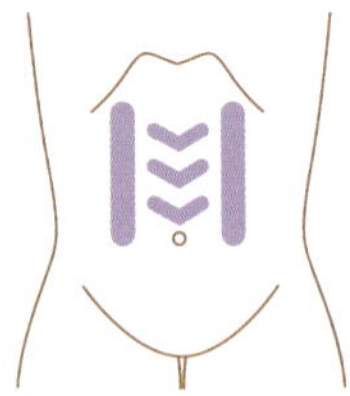

복증 양측 복직근 긴장. 제부동계(+).

치료와 경과

감맥대조탕 2.5g, **방기황기탕** 2.5g을 14일분 투여했다.
감맥대조탕 2.5g, **길경석고** 2.0g을 3개월분 투여했다.
치유가 되었다.

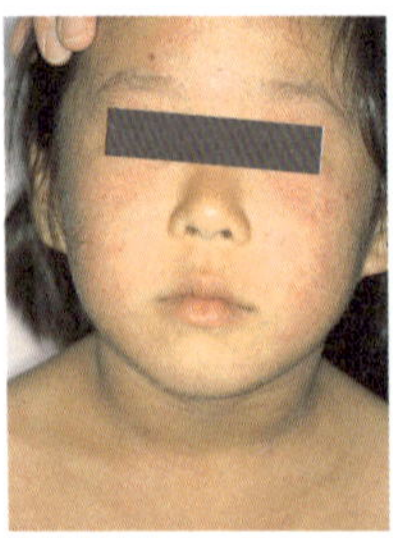

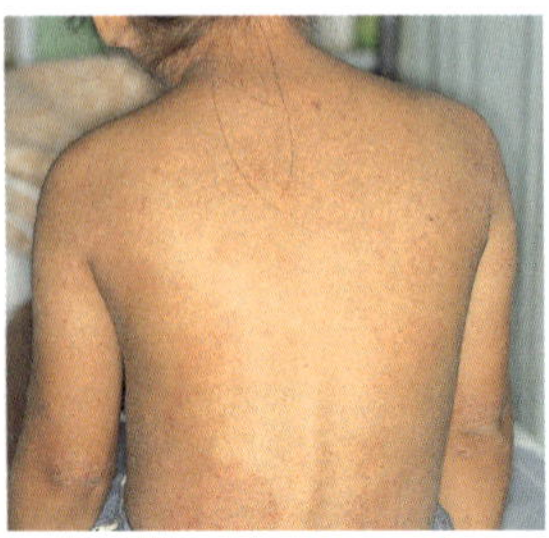

치료전

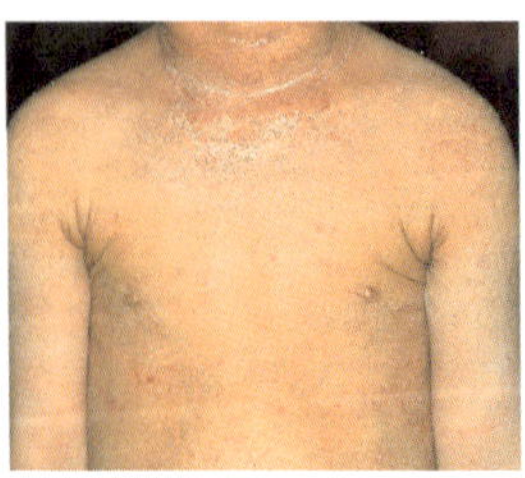

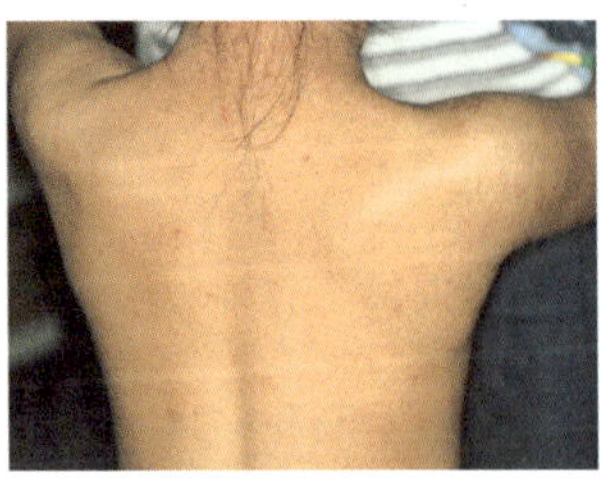

2주일 후

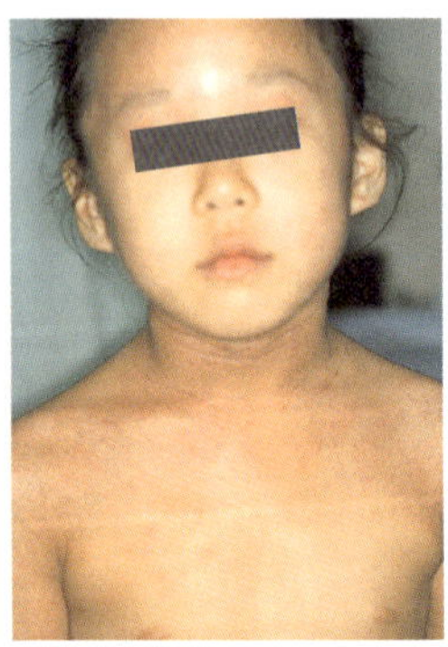

7주일 후

증례 14 아토피피부염, 간증癎症

여아 3세 때에 초진

현병력 생후 2개월에 아토피피부염이 발병했다. 감기 걸릴 때마다 악화되었다. 전 병원에서 포라라민[20]시럽을 내복. 린데론[21], 로코이드[22] 연고, 안담, 자운고 등을 사용하고 있었다.

현증 전신에 홍반과 발진, 삼출이 있고 가려움이 심하여 수면을 방해받고 있다. 식사 때마다 변을 본다.

복증 양측 복직근 긴장, 흉협고만

치료와 경과

배농산급탕 2.5g, **감맥대조탕** 2.5g을 14일분 투여했다.

1개월 후, 삼출은 완화되었다. 전체적으로 건조하고, 일부에 홍반이 남아 있었다.

소건중탕 6.0g(3.0g×2포), **감맥대조탕** 2.5g을 28일분 투여했다. 소건중탕을 2포 투여한 것은, 3세이기에 약효를 보다 올리기 위해서 이다.

4개월 후, 냉기 상태가 현저해졌다. 4월이 되어 기역氣逆이 되었다. 눈 주위에 붉은기가 있는 상태가 되었다.

치자백피탕 2.0g, **소건중탕** 3.0g을 28일분 투여했다.

치유가 되었다.

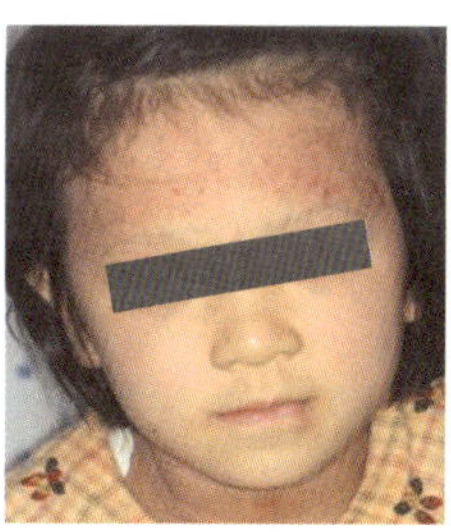

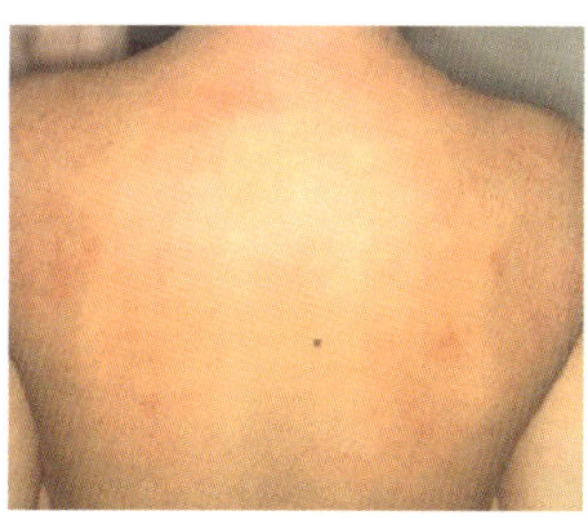

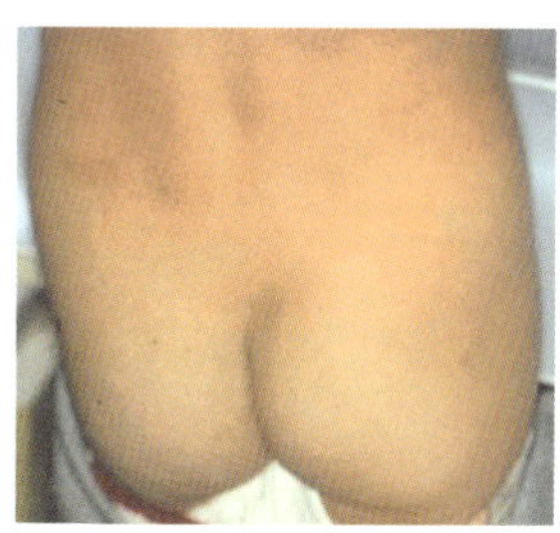

치료전

20 포라라민 — D-chlorpheniramine maleate(항히스타민제)

21 린데론

22 로코이드 — Hydrocortisone butyrate(외용 스테로이드)

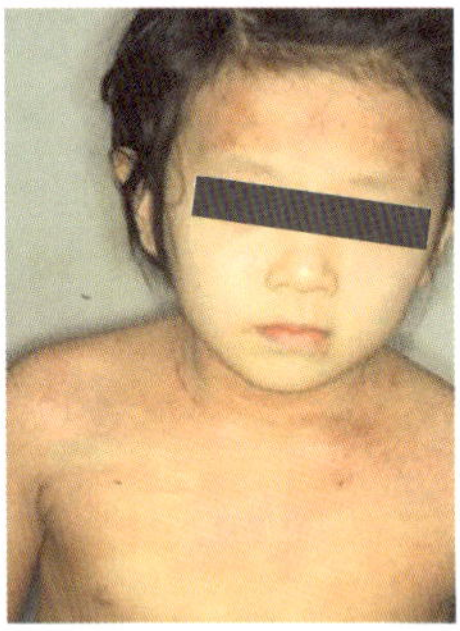
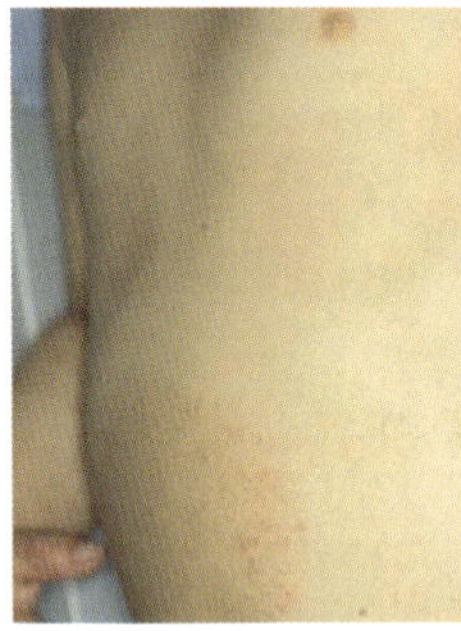
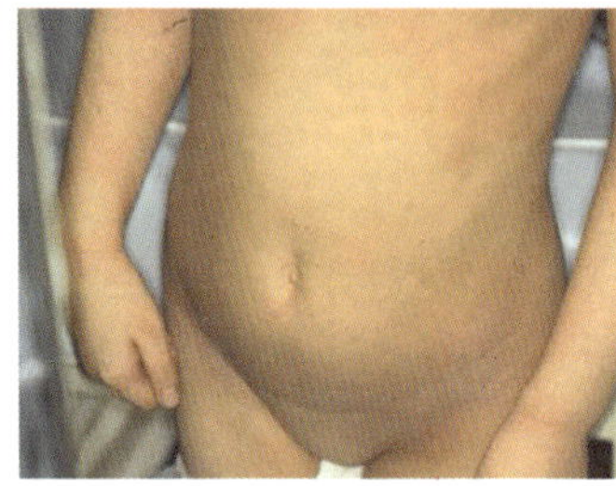

2주일 후

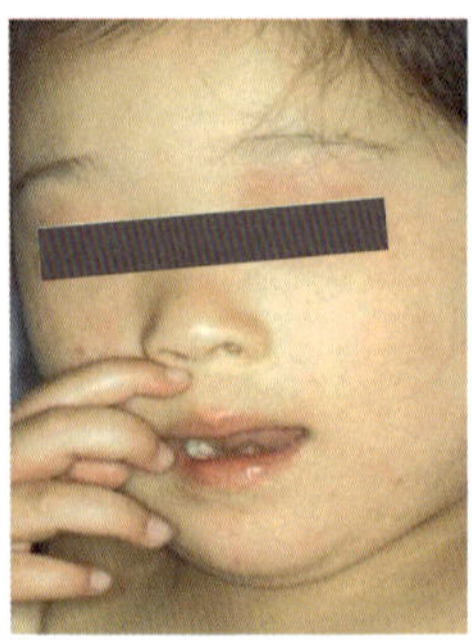
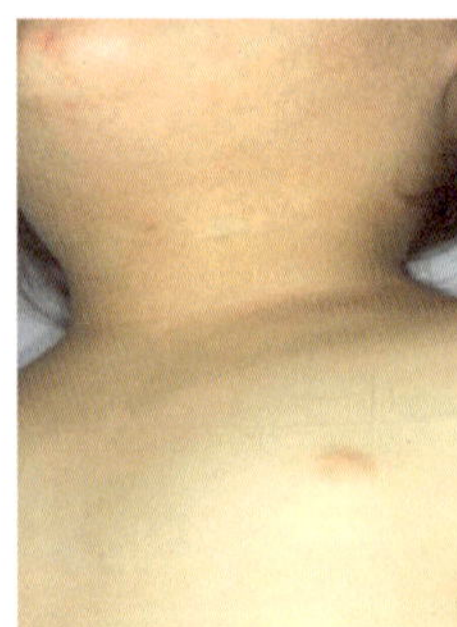

4주일 후

3. 소아기小兒期 증례

소아기小兒期의 포인트

1. 전신에 피부염이 퍼진다.
2. 팔꿈치나 무릎 등은 피부가 두껍고 딱딱해지며 가려움이 심하다.

소아기小兒期의 대표 처방

- 보중익기탕補中益氣湯
- 억간산가진피반하抑肝散加陳皮半夏
- 육미환六味丸

처방 해설

▶ 보중익기탕補中益氣湯

54 페이지 참조

▶ 억간산가진피반하抑肝散加陳皮半夏

출전: 본조경험방本朝經驗方

반하半夏 5.0g 진피陳皮 3.0g 창출蒼朮 4.0g 당귀當歸 3.0g
복령茯苓 4.0g 시호柴胡 2.0g 천궁川芎 3.0g 감초甘草 1.5g
조구등釣鉤藤 3.0g

- 신경증으로 초조해지기 쉽고, 신경질적이다. 야제증, 잠을 잘 못자고, 도중에 깰 때가 있는 경우.
- 억간산보다 허증으로, 식사량이 적다.
- 복직근의 긴장이 있는 경우.

용량 영아 2.0~2.5g/일
유소아 2.5~5.0g/일
어른 7.5g/일

▶ 육미환六味丸(육미지황환六味地黃丸)

출전: 소아약증직결小兒藥証直訣

지황地黃 5.0g 택사澤瀉 3.0g 산수유山茱萸 3.0g
복령茯苓 3.0g 산약山藥 3.0g 목단피牡丹皮 3.0g

- 허열로 수족의 화끈거림, 홍분감이 있는(신음허) 경우.
- 병걸리기 쉽고, 빈뇨가 있다, 또는 소변량이 적은 경우.
- 소아의 야뇨증이나 만성신염에도 사용 가능.

용량 영아 2.0~2.5g/일
유소아 2.5~5.0g/일
어른 7.5g/일

증례 15 아토피피부염

남아 5세 때에 초진

현병력 0세에 아토피피부염이 발병했다. 여러 군데의 피부과에서 진료받고 스테로이드제를 사용하고 있었지만, 현재는 사용 안하고 있다.

현증 양친과 조부모 모두 여섯사람이 데리고 왔다. 전신 홍반과 안면에 삼출과 낙설落屑이 혼재하였다.

치료와 경과

감맥대조탕 2.5g, **배농산급탕** 2.5g을 14일분 투여했다.

간증癎症이 남았다.

감맥대조탕 2.5g, **육미환** 2.5g을 14일분 투여했다.

삼출은 완화되었다. 전신에 꺼칠꺼칠함이 남았다.

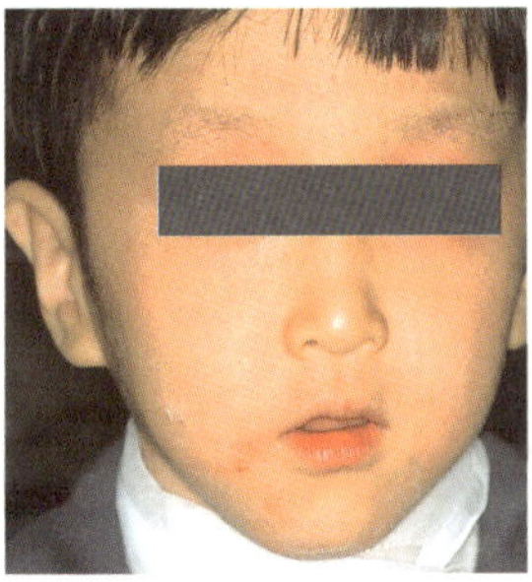

치료전

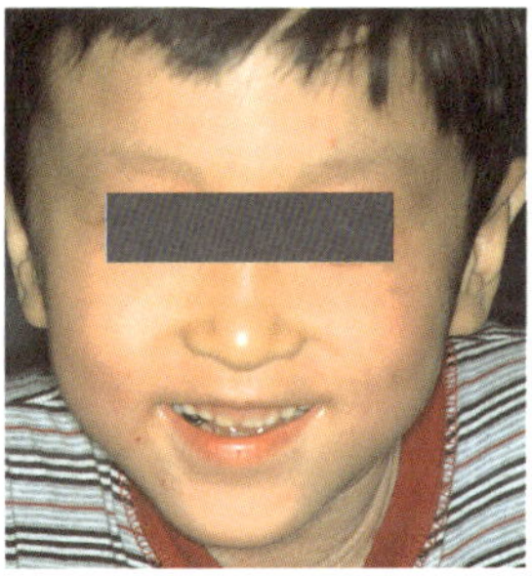

1개월 후

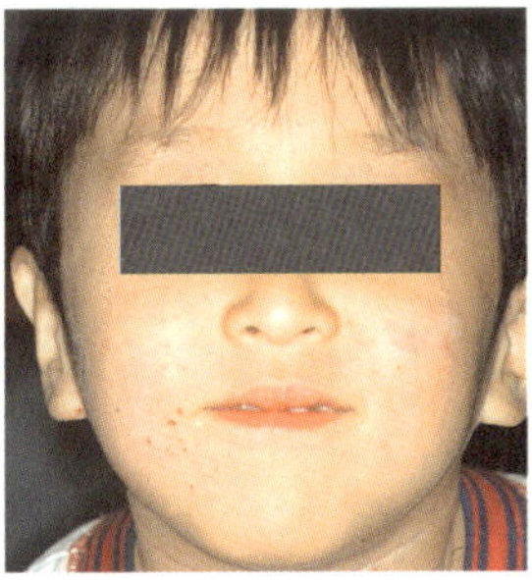

2개월 후

증례 16 아토피피부염, 감염증, 헤르페스, 농가진

남아 9세 때에 초진

현병력 1세에 아토피피부염이 발병했다. 전 병원에서 IgE Rast 진드기(++)이라고 했다. 소청룡탕, 팔미환(팔미지황환)을 복용하고 있었다. 어머니에게 알레르기비염, 형에게 아토피피부염이 있었다.

현증 전신에 홍반과 소파흔, 삼출이 있다. 전체적으로 건조해 있다. 추위를 잘 탄다. 표열리한表熱裏寒을 나타낸다. 125cm, 28kg.

복증 양복직근 긴장

치료와 경과

소풍산 5.0g, **복령사역탕**(건강 1.0g, 감초 2.0g, 인삼 1.0g, 부자 0.5g, 복령 2.0g)을 14일분 투여했다.

2주 후, 냉기는 꽤 없어졌다. 콧물(+).

소청룡탕 3.0g, **소풍산** 2.5g, **복령사역탕**을 14일분 투여했다.

전체적으로 완화되었다.

2개월 후, 복증·흉협고만(+)이 되었다. 정신적인 문제가 엿보이고, 발한 테스트(14페이지 참조)에서는 스트레스 부하로 발한 증가가 있었다. 냉기(-).

사역산 2.5g, **저령탕** 2.5g, **신이청폐탕** 2.5g을 14일분 투여했다.

체온은 겨드랑이 36.7℃, 심부 36.6℃.

4개월 후, 전체의 발한(++), 초조(+).

감맥대조탕 2.5g, **저령탕** 2.5g, **신이청폐탕** 2.5g을 14일분 투여했다.

거의 호전되었다.

초진시에는 표열리한表熱裏寒 상태로, 표증表症은 열(+)로 가려움이 강하지만, 리裏(안內)에는 냉기가 있었기 때문에, 초기는 복령사역탕으로 완화되었다. 한기寒氣가 없어지고 나서는 스트레스성의 피부염을 중심으로 치료했다.

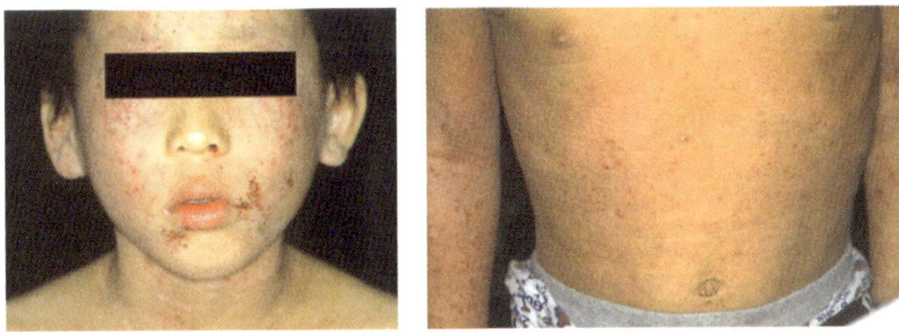

치료전

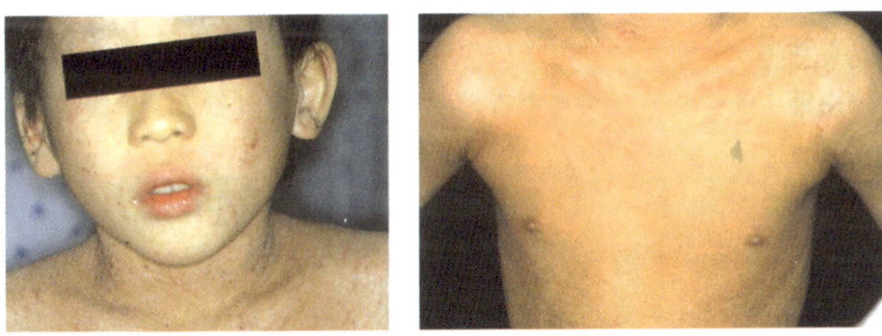

2주일 후

처방 해설

▶ 소풍산消風散

출전: 외과정종外科正宗

석고石膏 3.0g 지황地黃 3.0g 당귀當歸 3.0g 창출蒼朮 2.0g
방풍防風 2.0g 목통木通 2.0g 지모知母 1.5g 감초甘草 1.0g
고삼苦參 1.0g 형개荊芥 1.0g 우방자牛蒡子 2.0g
호마胡麻 1.0g 선퇴蟬退 1.0g

- 삼초三焦에 있는 풍습열風濕熱에 의한 사邪를 제거하는 작용이 있다.
- 풍風을 제거하는 것을 주로 하고, 청열清熱, 화습化濕한다. 동시에 혈조血燥를 윤潤하는 작용도 더해진다.
- 분비물이 많은 여름에 악화되는 피부염에 사용된다.

용량 영아 2.0~2.5g/일
유소아 2.5~5.0g/일
어른 7.5g/일

증례 17 아토피피부염, 천식, 알레르기비염

여아 9세 때에 초진

현병력 생후 3개월에 아토피피부염 발병. 소아과와 피부과에서 치료하고, 트리프타놀[23], 아타락스P[24], 알레지온[25], 황련해독탕을 내복중. 천식에는 테오돌[26]을 내복중. 비염도 있었다.

현증 전신홍피증상. 안면 · 경부 · 상반신 · 상지는 감염에 의한 삼출이 심하고, 미란을 형성. 소양(+), 불면, 초조가 현저하다.

치료와 경과

소풍산 5.0g을 14일분 투여했다.

붉은기가 없어지고 삼출은 사라졌다. 전체적으로 매끈해졌지만, 가려움으로 잠들지 못하고 초조한 경향이 심했다.

감맥대조탕 5.0g, **인진오령산** 5.0g, 아타락스P 1캅셀을 21일분 투여했다. 가려움은 대부분 좋았다. 잘 수 있게 되었다. 그러나 여름철이 되어 습열이 있고, 미란이 확인되기 때문에 하기 처방으로 변경했다.

배농산급탕 5.0g, **인진오령산** 5.0g을 21일분 투여했다.

감염에 의한 미란은 조금 호전되고, 홍반이 주증상이 되었다. 얕은 잠을 잔다.

감맥대조탕 5.0g, **월비가출탕** 5.0g을 14일분 투여했다.

겨울이 되어 천식 때문에 아래의 처방으로 했다.

맥문동탕 5.0g, **시박탕** 5.0g을 14일분 투여했다.

거의 치료가 되었다. 3개월에 1회 꼴로 내원하여 치유까지 약 1년이 걸렸다.

23 트리프타놀 — Amitriptyline hydrochloride(삼환계 항우울제)
24 아타락스P — Hydroxyzine pamoate(항히스타민제)
25 알레지온 — Epinastine hydrochloride(항히스타민제)
26 테오돌 — Theophylline(기관지확장제)

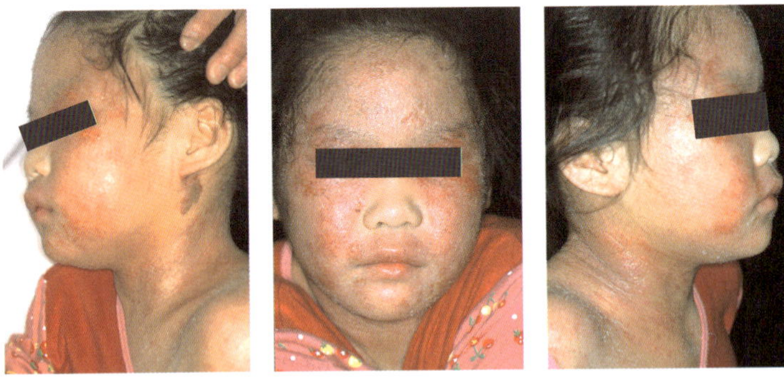

치료전

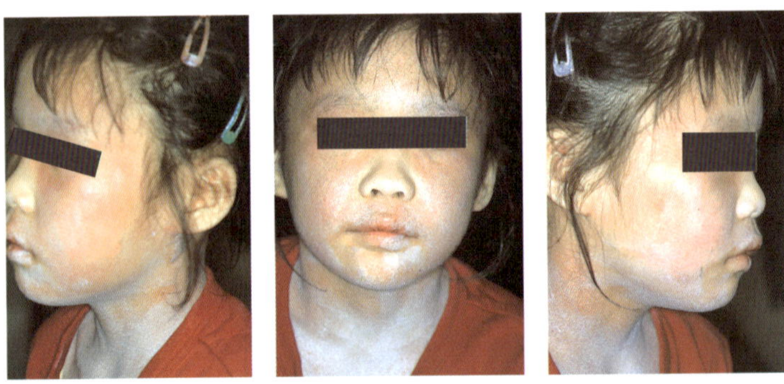

3주일 후

처방 해설

▶ 배농산급탕排膿散及湯

출전: 금궤요략金匱要略, 요시마스 토오도오 경험방吉益東洞經驗方

길경桔梗 4.0g　지실枳實 3.0g　작약芍藥 3.0g — 배농산排膿散

감초甘草 3.0g　대조大棗 3.0g　생강生姜 3.0g — 배농탕排膿湯

양자를 합쳐 본방이 된다.

길경이 주약이다.

작용: 배농, 거담. 기침, 인통咽痛에 이용한다.

① 배농: 피부의 대부분의 외옹外癰에 사용. 중이염, 축농증, 치육농양齒肉膿瘍, 유선염, 항문농양에 좋다.

② 거담: 상기도염의 가래, 진해에 사용한다.

③ 인통咽痛이나 목이 쉬었을 때 좋다.

④ 재발성화농성피부염※의 초기에 항생제와 병용한다. 완화되면 본방만 계속 복용하면 재발은 없어진다.

⑤ 아토피피부염에 의한 반응성의 속발성 림프절 긴장에, 표증表證의 청열清熱·해독解毒·이수제利水劑와 본방을 병용하지만, 본방을 2주간 복용하면 림프절 종창은 조금 호전된다.

• 대체로 배농산급탕은 급성화농성염증※의 초기·화농기·말기의 전기에 소염과 배농작용을 가진다.

용량 영아 2.0~2.5g/일

유소아 2.5~5.0g/일

어른 7.5g/일

※ 화농증에서는 열기에 의해 음기의 흐름이 방해되고 피가 굳어져 종양이 된다고 생각된다. 양(陽)이 충분하면 음혈의 정체도 해소되지만, 만약 양기허가 있으면 병이 발생하게 된다. 종양은 기가 모인 것, 고름은 혈(血)이 막혀 된 것으로 생각된다.

그러므로, 양기를 보충하여 순환시키고 음혈을 보충하는 것이 치료법이 되는데, 배농산급탕은 이 뜻에 의한 구성이다. 한포(汗疱)는 수(水)의 순환이 나빠 수독이 된 것으로, 본방과 이수제(利水劑)를 병용해 대응한다.

증례 18 아토피피부염, 전신홍반, 삼출성 피부염

여아 7세 때에 초진

현병력 3년 전부터 아토피피부염이 악화. 전 병원에서 후르메타[27], 린데론VP[28] 등을 외용하고 있었다. 부친에게 아토피피부염이 있었다.

현증 전신에 홍반이 있다. 2차 감염에 의한 삼출성 피부염과 복통이 있었다. 다리의 냉기(++), 한기(+), 표피表皮의 화끈거림(+). 표열리한表熱裏寒을 나타낸다. 진찰중 부들부들 떠는 상태.

복증 양측 복직근 긴장

치료와 경과

복령사역탕(건강 1.0g, 감초 1.5g, 부자 0.5g, 인삼 1.0g, 복령 2.0g), **방기황기탕** 2.5g, **팔미환** 2.5g을 14일분 투여했다.

냉기는 없어지고 삼출은 완화되었다. 초조(++). 잠들기가 어려웠다.

감맥대조탕 2.5g, **온청음** 2.5g, 아타락스P[29] 1캡셀을 14일분 투여했다.

피부가 마르는 기색으로 홍반과 색소침착 경향이기 때문에 온청음을 사용했다.

감맥대조탕 2.5g, **형개연교탕** 2.5g을 14일분 투여했다.

일부 태선화가 보였기 때문에 형개연교탕을 사용했다. 치유되었음을 확인하였다.

발한 테스트

		치료전		치료후	
		스트레스전	스트레스후	스트레스전	스트레스후
발한량	오른손	62.8%	99.9%	38.4%	64.5%
	왼손	63.4%	99.9%	39.2%	63.5%
	오른발	99.9%	99.9%	56.4%	66.4%
	왼발	99.9%	99.9%	50.2%	68.0%

※ 발한 테스트의 상세한 것에 대하여는 「피부질환의 한방치료」를 참조.

27 후르메타 — Mometasone furoate(외용 스테로이드)
28 린데론VP
29 아타락스P — Hydroxyzine pamoate(항히스타민제)

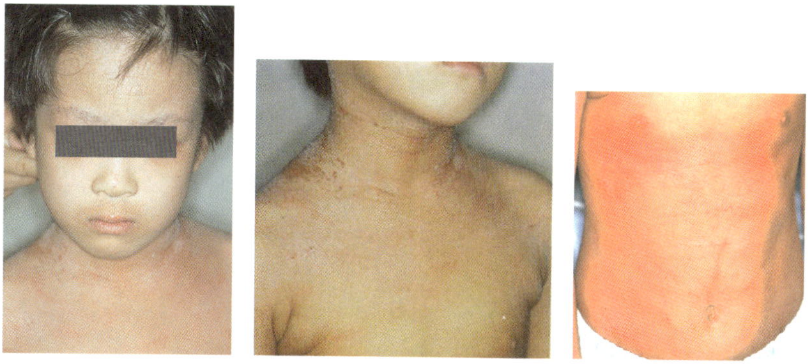

치료전

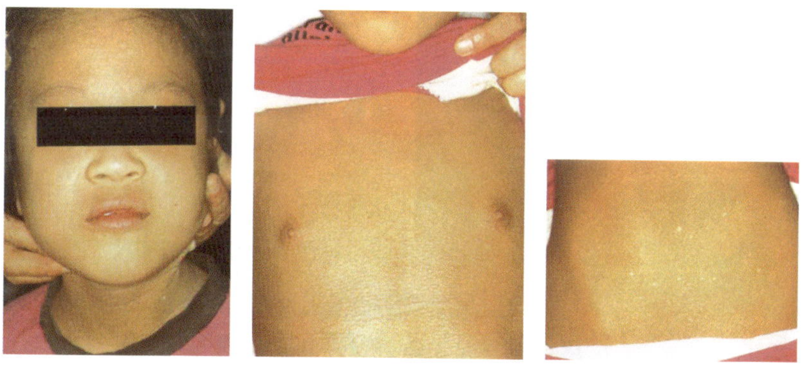

1개월 후

증례 19 아토피피부염

남아 13세 때에 초진

현병력 3세에 아토피피부염이 발병했다. 전 병원에서 항알레르기제, 십미패독탕을 내복. 프로토픽[30], 스테로이드제, 바셀린을 혼합 사용하고 있었다.

현증 전신에 삼출, 미란, 홍반, 가피, 구진이 혼재한다. 2차 감염도 보인다.

복증 양측 복직근 긴장

치료와 경과

저령탕 5.0g, **신이청폐탕** 5.0g, **황련해독탕** 2.5g을 14일분 투여했다.

삼출, 미란, 2차 감염증상은 거의 소실되었다. 하지 관절에 삼출이 남았다.

저령탕 5.0g, **용담사간탕** 5.0g을 14일분 투여했다.

2개월 후, 전체적으로 약간 건조한 기색이지만, 피부염은 거의 치유되었다.

계지가황기탕 5.0g, **형개연교탕** 5.0g을 28일분 투여했다.

치유되었음을 확인하였다.

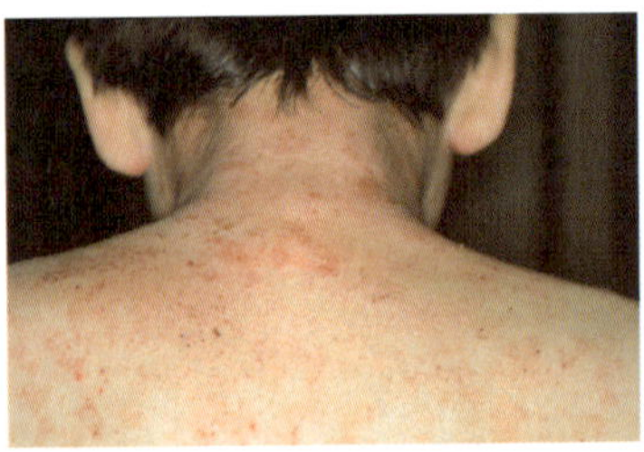

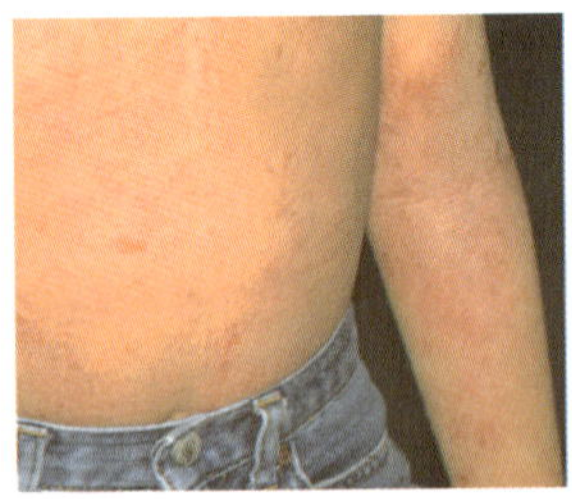

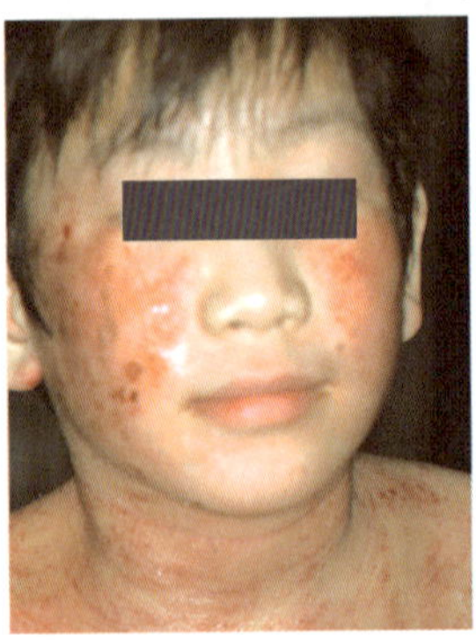

치료전

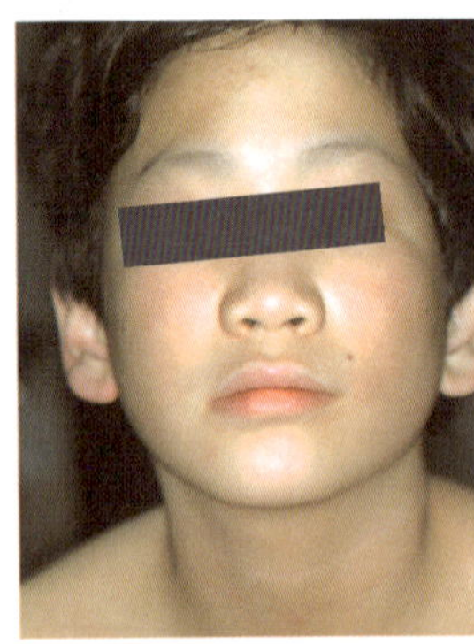

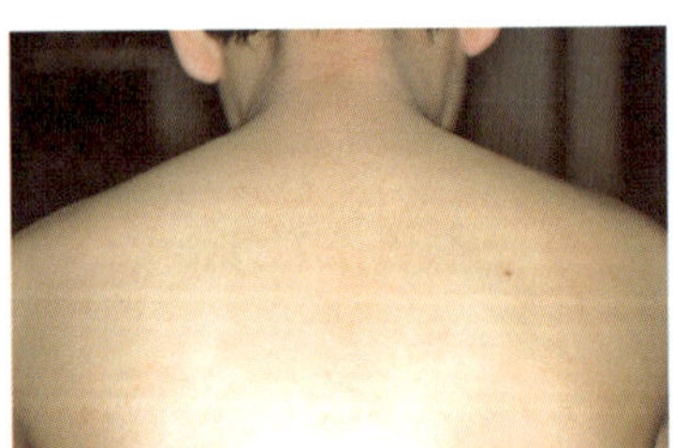

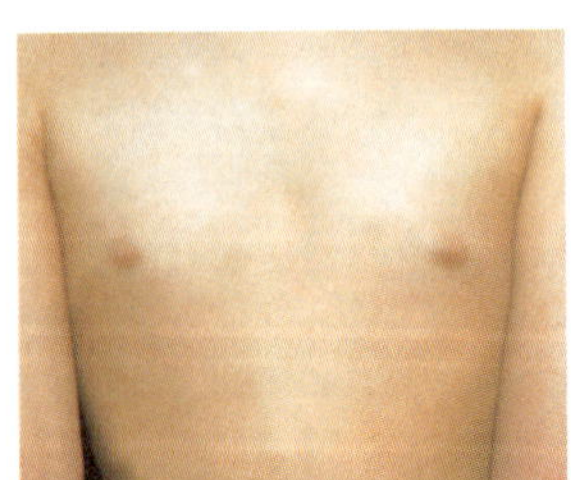

2개월 후

30 프로토픽 — Tacrolimus hydrate(면역억제제)

증례 20 아토피피부염

남아 10세 때에 초진

현증 1년간 계절마다 악화와 완화를 반복한다. 여름철은 삼출형이 되어 특히 땀에 의해 접히는 부위가 악화를 보인다. 감기 잘 걸렸고, 묽은 변을 본다. 최근에 피부염은 대략 치료했지만, 간증癎症으로 인해 잠들기가 어렵고, 자는 도중에 깬다.

복증 양측 복직근 긴장, 하복부압통, 냉기(+).

치료와 경과

억간산 2.5g, **당귀음자** 5.0g, 사프란[31] 0.5g, 포라라민[32] 2mg 1정을 28일분 투여했다. 사프란은 구어혈약으로서 투여하였다.

4주일 후, 잠들기는 좋아지고 도중에 잠이 깨는 것도 없어졌다.

동처방을 28일분 투여했다.

밤 10시부터 아침 7시까지 푹 자게 되었다.

사프란이 아주 좋다고 했다. 키가 작아 모친은 걱정하고 있었다.

잠이 얕은 아이, 수면 시간이 짧은 아이는 성장 호르몬 부족에 의해 저신장이 되기 쉽고, 주의가 필요하다. 검사소견상 이상은 없었다.

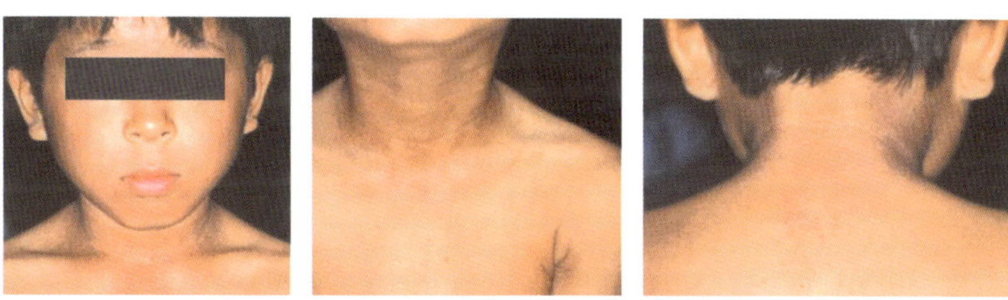

치료전

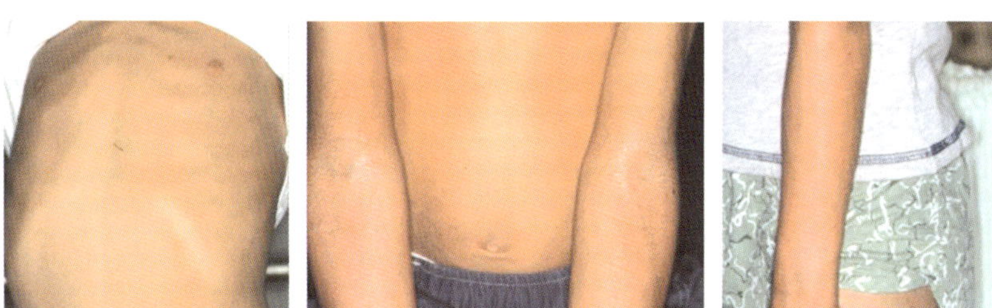

2개월 후

증례 21 아토피피부염

남아 13세 때에 초진

현병력 1세에 아토피피부염이 발병했다.

현증 3개월전 5월에 조부가 사망하고 나서 급격하게 악화된다. 전신 홍반. 도처에 부종이 있고 구진이 혼재한다. 목의 갈증이 있어 자주 마신다. 하루 소변 5회. 위장이 허약하여 구토가 잦고, 설사를 잘한다.

복증 우측 흉협고만, 하복부압통, 냉기가 강하다. 제상계臍上悸, 심하비心下痞 있음.

설증 미황태微黃苔

치료와 경과

8월 16일, **대방풍탕** 7.0g을 14일분 투여했다.

8월 27일, 소변이 증가했다. 갈증(+), 땀(+).

계지가황기탕 4.0g, **월비가출탕** 5.0g을 7일분 투여했다.

9월 2일, 냉기가 심했다.

계지가황기탕 4.0g, **당귀사역가오수유생강탕** 5.0g을 14일분 투여했다.

9월 22일, 갈증(+), 땀(+), 화끈거림(+). 감기로 38℃의 발열, 다른 병원에서 록소닌[33], 페로베린[34]을 내복하고 있었다.

백호가인삼탕 5.0g, **계지가용골모려탕** 5.0g을 4일분 투여했다. 발열을 수반한 감기 치료를 마무리하는 의미에서 처방. 감기는 거의 치유되지만 설사가 남았다(감기에 의한 위장염).

진무탕 7.5g, **황기건중탕** 9.0g을 14일분 투여했다.

10월 11일, 전체적으로 좋았다.

진무탕 7.5g, **황기건중탕** 9.0g을 28일분 투여했다.

11월 7일, 동처방을 28일분 투여했다. 위장 허약 상태는 치유되었다.

3개월 이상 경과한 2월 27일. 저녁때 인플루엔자로 타미플루[35], 니프란[36]을, 그 다음에 타가메트[37], 나우제린[38], 마즈렌[39], 페로베린[40]을 복용했다고 했다. 구토, 묽은 변이 있었다.

위령탕 7.5g, **부자이중탕** 6.0g을 7일분 투여했다.

감기 후유증은 치유되었다.

계지가황기탕 4.0g, **당귀음자** 5.0g을 21일분 투여했다.

전체적으로 좋아졌다.

3월 24일, 축구를 시작하고 전체적으로 좋아졌지만, 피부 접히는 부위에 땀(+).

계지가황기탕 4.0g, **월비가출탕** 5.0g을 28일분 투여했다.

5월 19일, 거의 치유되었다. 동처방을 28일분 투여했다.

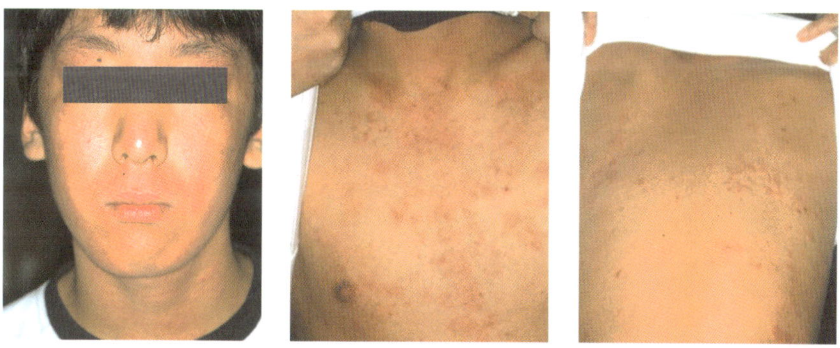

치료전

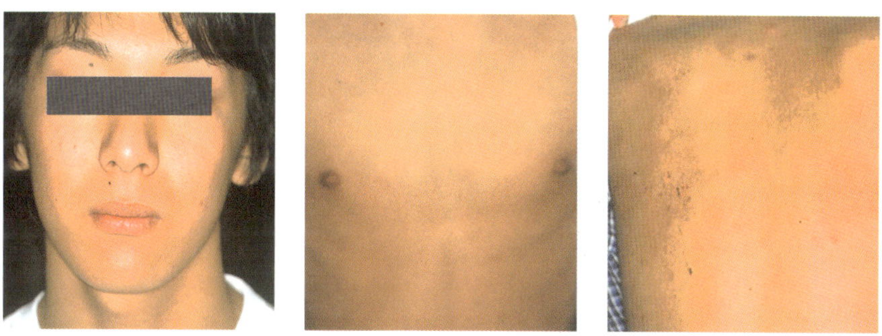

치료후

31 사프란 — 사프란(식물) 32 포라라민 — D-chlorpheniramine maleate(항히스타민제)
33 록소닌 — Loxoprofen sodium(NSAIDs)
34 페로베린 — Berberine chloride Geranium herb extract(장관운동억제제)
35 타미플루 — Oseltamivir phosphate(인플루엔자바이러스용제) 36 니프란 — Pranoprofen(NSAIDs)
37 타가메트 — Cimetidine(H2차단제) 38 나우제린 — Domperidone(위장운동조절제)
39 마즈렌 — Sodium azulenesulfonate L-Gutamine(소염제)
40 페로베린 — Berberine chloride Geranium herb extract(장관운동억제제)

증례 22 아토피피부염

남아 6세 때에 초진

현병력 생후 3개월에 아토피피부염이 발병했다. 전 병원에서 십미패독탕, 용담사간탕, 시박탕, 오호탕, 육미환, 소풍산, 황련해독탕을 내복하고 있었다. 히르도이드, 프로페트, 자운고, 레다코트를 사용하고 있었다.

현증 전신 홍반이 심하다. 건조하고 인설이 보인다. 음부, 둔부, 하지에는 감염성의 삼출성 피부염이 보인다. 변비 기색. 설진舌診소견은 습濕해 보였고, 정맥靜脈(+). 구취가 심하다.

복증 제상계, 좌측 복직근 긴장

치료와 경과

소건중탕 5.0g을 35일분 투여했다.

1주일 후, 스테로이드제 중지 때문에 얼굴에 발진, 손에 소수포가 생겼다고 연락이 왔었다. 그리파스C, 피옥타닌 아연화연고 혼합을 첩포하도록 지시했다.

1개월 후, 변이 좋아졌다, 피부염도 좋았다, 코막힘이 있었다.

소건중탕 5.0g, **갈근탕가천궁신이** 2.5g을 28일분 투여했다.

그리파스C를 바셀린·히르도이드요소연고합제로 변경했다.

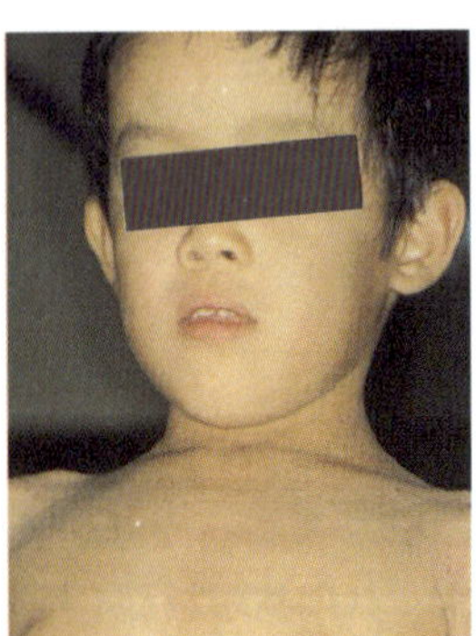

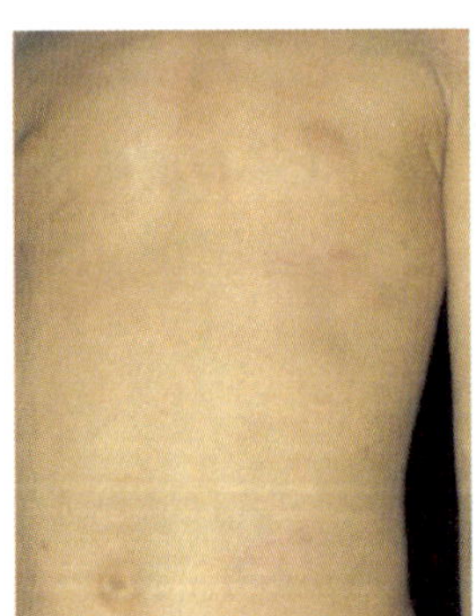

치료전

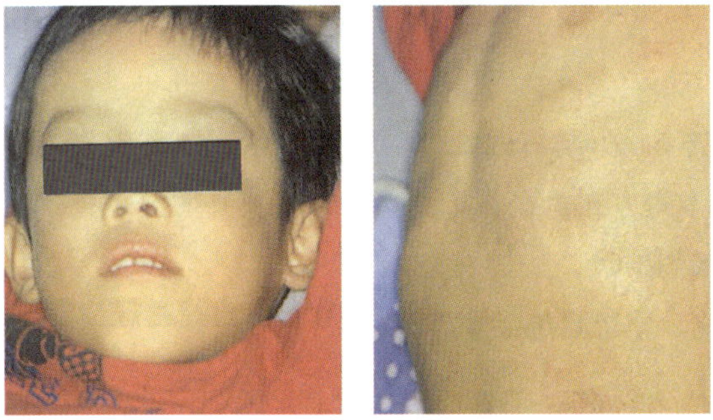

1개월 후

증례 23 아토피피부염

여아 10세 때에 초진

현병력 생후 8개월에 아토피피부염이 발병했다. 전 병원에서 킨다베이트[41], 레스타민코와[42], 프로페트[43]연고를 외용하고 있었다.

현증 전신 홍반과 태선 · 건조 혼재 상태. 특히 관절부에 현저하다.
가려움(++). 족랭(+). 변비(+). 120cm, 20kg.

복증 제상계, 우측 제방압통, 양측 복직근 긴장, 좌측 흉협고만

치료와 경과

소건중탕 6.0g, **감맥대조탕** 2.5g.

치두창일방 5.0g, **억간산** 2.5g.

위의 것들을 기본처방으로 했다. 여름은 삼출, 겨울은 건조 상태. 완화되지만 아직 증상이 계속되었다.

2년 경과후, 수장족저 농포증이 현저해졌다. 자율신경의 긴장 상태를 보기 위해서 발한 테스트를 실시했다.

전신건조성 피부염 있었음.

사역산 5.0g, **치두창일방** 5.0g을 4개월분 투여했다.

전체적으로 피부염이 호전되었다. 3개월째에 정신증상은 거의 치유되었다. 다리의 냉기도 경쾌되었다.

발한 테스트

	×년 3월 30일		×년 4월 27일		×년 5월 18일	
	스트레스전	스트레스후	스트레스전	스트레스후	스트레스전	스트레스후
오른손	52.0%	53.0%	46.4%	56.5%	38.3%	39.7%
왼손	54.0%	58.6%	48.6%	51.2%	39.9%	37.3%
오른발	53.2%	56.1%	48.1%	48.8%	34.6%	34.0%
왼발	52.4%	53.2%	39.8%	48.4%	37.8%	36.8%

온도 측정

손온도	33.5℃	32.0℃	33.5℃	33.0℃	34.0℃	34.0℃
발온도	30.5℃	30.5℃	29.5℃	29.5℃	31.5℃	30.5℃

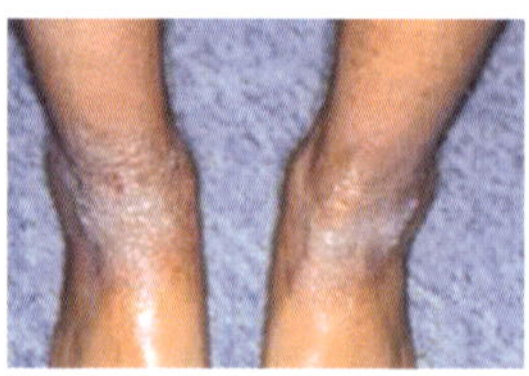
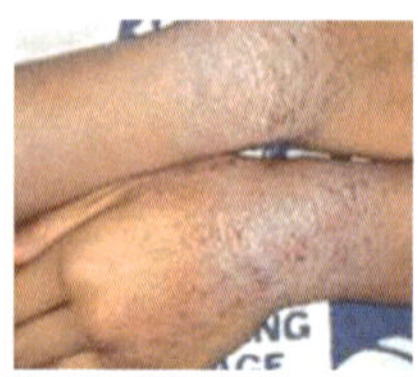

치료전

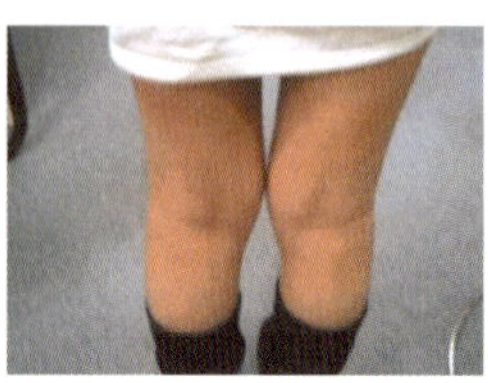
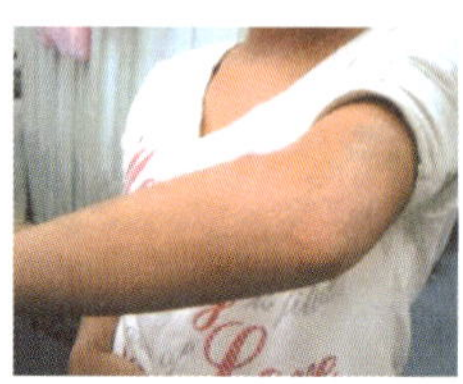

치료후

41 킨다베이트 — Clobetasone butyrate(외용스테로이드)
42 레스타민코와 — Chlorpheniramine maleate(항히스타민제)
43 프로페트 — 백색바셀린

제3장

사춘기 · 성인기의 치료

사춘기 · 성인기의 포인트와 대표 처방

사춘기 · 성인기의 포인트

1. 전신의 피부염이 현저해진다.
2. 피부염이 발생된 부위나 증상의 정도에 따라 한방처방이 다르다.
3. 땀으로 악화되는 피부염이 많이 보인다.

사춘기 · 성인기의 대표 처방

- 황련해독탕黃連解毒湯
- 백호가인삼탕白虎加人參湯
- 온청음溫淸飮
- 용담사간탕龍膽瀉肝湯
- 계지가황기탕桂枝加黃耆湯
- 치자백피탕梔子柏皮湯

※ 성인기에 주로 사용하는 한방 처방은 그 밖에도 여러 가지 들 수 있고, 사계절의 변화에 따라 처방하는 일도 많다. 그에 관하여는 봄·여름·가을·겨울의 각 항을 참조해 주기 바란다.

처방 해설

▶ 황련해독탕黃連解毒湯

출전: 외대비요방外臺秘要方

황금黃芩 3.0g 산치자山梔子 2.0g 황련黃連 2.0g
황백黃柏 1.5g

- 안면의 홍조, 눈의 충혈이 있는(출혈 경향의) 피부염에 사용한다.
- 초조해하고 잘 수 없는 경우. 동계가 있는 경우도 있다.
- 장복하거나 허증虛證의 경우 냉증冷症을 유발할 수 있다.

용량 영아 2.0~2.5g/일
유소아 2.5~5.0g/일
어른 7.5g/일

▶ 백호가인삼탕白虎加人蔘湯

출전: 상한론傷寒論, 금궤요략金匱要略

석고石膏 15.0g 인삼人參 1.5g 지모知母 5.0g 갱미粳米 8.0g
감초甘草 2.0g

- 삼양三陽이 합병合病된 데에 쓰이는데, 양명증陽明證을 중심으로 하고, 태양증太陽證과 소양증少陽證에 관련한 증상이 있는 경우.
- 안면 홍조와 구갈口渴, 입술·혀도 마른다. 입이 쓰고, 발열, 땀이 나고 오열惡熱하는 경우.

• 발한이 그치지 않고 체액을 잃기 쉬운 경우.
• 피부에 열사병같은 열기가 있는 경우.
• 겉表보다 안裏의 열熱에 의해 표피表皮에 홍반이 강한 경우.
• 등에 오한을 조금 보이는 경우도 있다.

용량 영아 2.0~2.5g/일
유소아 2.5~5.0g/일
어른 7.5g/일

▶ 온청음溫清飮

출전: 만병회춘萬病回春

지황地黃 3.0g 황백黃柏 1.5g 작약芍藥 3.0g 천궁川芎 3.0g
황련黃連 1.5g 당귀當歸 3.0g 산치자山梔子 1.5g

• 혈허血虛를 고치는 사물탕과 청열작용의 황련해독탕의 합방.
• 복력腹力은 중등도中等度 전후.
• 불안·불면·홍분 등의 정신 신경 증상이 있고, 출혈 경향을 수반하는 경우 피부는 황갈색을 띠고 고조枯燥한 경우가 많다. 이러한 상태로, 발열·열감이 있고 소양감이 심하며, 분비물이 적은 피부증상을 수반하는 경우.

용량 영아 2.0~2.5g/일
유소아 2.5~5.0g/일
어른 7.5g/일

▶ 용담사간탕龍膽瀉肝湯

출전: 일관당창방외一貫堂創方他

지황地黃 5.0g　당귀當歸 5.0g　목통木通 5.0g　황금黃芩 3.0g
차전자車前子 3.0g　택사澤瀉 3.0g　감초甘草 1.0g
산치자山梔子 1.0g　용담龍膽 1.0g　(시호柴胡)

- 비교적 체력이 있는 사람으로, 비뇨기·생식기 등의 염증을 수반하고 배뇨통·빈뇨·대하 등이 있는 경우.

용량 영아 2.0~2.5g/일
유소아 2.5~5.0g/일
어른 7.5g/일

▶ 계지가황기탕桂枝加黃耆湯

출전: 금궤요략金匱要略

계지桂枝 4.0g　작약芍藥 4.0g　대조大棗 4.0g　생강生姜 4.0g
감초甘草 2.0g　황기黃耆 2.0g

- 계지탕에 황기가 더해진 구성.
- 영위營衛가 조화되지 않고, 외사外邪가 쉽게 침입해 피부에 모인 습濕과 합쳐져 피부염이 발생된 경우.
- 황기는 보기補氣와 이수소종利水消腫·고표지한固表止汗의 기능에 의해 아토피피부염의 삼출을 열조熱燥와 함께 치료한다.

용량 영아 2.0~2.5g/일
유소아 2.5~5.0g/일
어른 7.5g/일

▶ 치자백피탕梔子栢皮湯

출전: 상한론傷寒論

산치자山梔子 3.0g　황백黃柏 2.0g　감초甘草 1.0g

- 간장부肝臟部에 압박감이 있는 것.
- 황달, 피부소양증, 숙취.
- 음허陰虛의 열증상에 사용. 온화한 청열작용을 가진다.
- 눈주위에 홍반, 안구결막 충혈 등의 피부염.
- 상초上焦의 울열이나 하초下焦의 열을 소변을 통해 배설한다.

용량 영아 1.6~2.0g/일
유소아 2.0g~4.0g/일
어른 6.0g/일

봄 — 풍(風)/간(肝)

봄의 피부와 스트레스

외인外因인 육음六淫중에서 봄은 **스트레스** 등을 수반하는 「**풍**風」과 관련이 깊다.

스트레스란, 일정한 균형을 유지하고 있던 개체에 일정한 압력이 가해져 불균형이 일어나는 것을 말한다. 봄에는 특히 이 스트레스와 관련된 피부염이 다발하지만, 아토피피부염의 치료에 있어서도, 봄의 특징에 입각한 대처가 필요하다.

스트레스가 원인이라고 생각되는 증상에는 이하의 것들이 있다. 이것들은 결코 아토피피부염과도 무관한 것이 아니다.

- 아동·사춘기는 따돌림이나 등교 거부
- 청년기는 무기력
- 중노년은 직장이나 정년 문제 등의 부적응
- 여성은 갱년기장애
- 고령자에서는 건강이나 경제적인 면, 사는 보람에의 불안

봄은 나무의 싹이 나오는 때이다. 이 시절은 기氣의 이상이 나타나기 쉽고, 자율신경실조증이 증가한다. 불안이나 분노가 원인이 되어 신체에 변화가 일어나고, 또 반대로 신체 질환 때문에 불안하게 되거나 억울하게 된다고 하는 것처럼, 심신은 서로 영향을 주고 있다. 이른바 **심신증**이다. **간**肝의 기능이 활발하게 되기 때문에, 초조해하거나 신경질적이 되거나 하는 일이 많아진다.

심신증의 대표적인 것으로서는 위십이지장궤양이나 자율신경실조증 등이 있지만, 피부과 영역에서는 만성 두드러기, 원형 탈모증, 아토피피부염 등을 들 수 있다.

한방 처방에 대해 생각해 보면, 신체 증상이 있고 또한 심인성의 증상이 더해진다고 하는 상황에서는 환자는 더욱 초조감이 강해지기 때문에, 진정 효과를 기대하고 용골·모려를 이용하는 일이 많아진다. 처방으로서는 〈시호가용골모려탕〉 〈계지가용골모려탕〉 등이다.

또, 성인에게는 〈가미소요산〉이 다용된다. 또한 국소의 혈허血虛를 보이는 경우가 많아 〈사물탕〉을 병용한다.

봄의 피부와 알레르겐

초봄은 신진대사도 활발하게 되어 피부 표면이 민감하게 되고 염증이 생기기 쉬워진다. 이전에는 습진은 내인성으로 체질적 요인이 중요하다고 생각되었다. 그러나, 접촉 알레르기에 의해서도 습진을 일어나는 것이 알려진 후로는 화학물질에 의한 접촉 알레르기와 자극이 주목받게 되었다. 아토피피부염을 비롯한 피부의 병변은 극히 평범한 화장품이나 비누로도 유발된다. 피부염을 반복해 발병하는 경우를 잘 살펴 보면, 상당한 빈도로 알레르겐이라고 생각되는 것과 밀접하고 있다.

그렇게 되면 접촉 알레르겐의 재침입을 막는 것이 중요하고, 그 경우는 패치 테스트 양성인 물질을 제외하고 사용하는 것이 좋다.

향료, 혹은 색소가 있는 것 등 다양한 것이 접촉 알레르겐이 된다. 우리는 생활환경과 일상생활 속에서 정말 다양한 감작물질을 접하고 있는 것이다.

알레르겐에 관한 상세한 설명은 161페이지에서의 생활 지도의 항도 참조해 주기 바란다.

봄과 풍風

피부병의 대부분은 육음六淫 중 특히 **풍사**風邪를 원인으로 해서 발생하는 것이 많다. 풍사에는 외풍과 내풍이 있다.

외풍 자연계의 풍사가 주리腠理에 침입하면, 체표의 영기營氣와 위기衛氣의 기능이 흐트러져 근육·피부에 있어서 기혈의 흐름이 나빠지기 때문에 피부의 증상이 나타난다.

내풍 주로 체내의 음혈부족陰血不足이 원인이 되어 생긴다(혈허血虛, 생풍生風). 혈허 때문에 근육·피부에 영양이 부족한 상태가 되어 피부 증상이 나타난다. 내풍內風에 의한 피부 질환은 외풍外風에 의한 증상보다 만성화되기 쉽고, 낫기 어려운 점이 많다.

■ 풍(風)에 의한 피부 증상의 특징

소양瘙痒(풍양風痒). 「양자풍래痒自風來」(가려움은 풍風으로부터 온다)라고도 일컬어지고 있다.

건조. 「풍風은 조燥를 담당」하기 때문에, 피부가 건조하고 갈라지는 일도 있다.

증상의 변화가 심한 「풍風」은 움직이는 성질이 있기 때문에, 풍風을 원인으로 하는 피부염에서는 발진이 출현하거나 사라지거나 하는 특징이 있다.

증례 봄

증례 24 아토피피부염, 천식, 알레르기비염

18세 남성

현병력 3세에 아토피피부염이 발병했다. 초·중학교까지는 스테로이드제가 유효했다. 고등학교에서도 외용하고 있었는데 효과가 없어 악화를 보였다. 전 병원에서 제스란[1]을 내복. 로코르텐로션, 아르메타[2], 코르테스연고, 프로토픽[3], 히르도이드[4]를 외용하고 있었다. 스테로이드제 중지에 의해 전신홍피증이 되어 내원했다. 천식, 알레르기비염이 있었다.

현증 전신에 부종과 홍반이 있고 삼출, 가려움증이 강하다. 여름이어도 냉기가 강하다. 불면, 과민성 장염이 있다. 칸디다(+++). SDS (심리 테스트. 50점 이상이 우울상태) 42로 약간 우울. breath max※(자율신경훈련)을 시행.

검사

		×년 1월 5일	×년 12월 4일
백혈구		19.2천/ul	7.5천/ul
혈소판(백분율)		39.4만/ul	30.0만/ul
호산구		21.0%	7.6%
림프구		29.0%	33.8%
IgE Rist		4940IU/ml	2981IU/ml
IgE Rast	HD	6 (+)	6 (+)
	진드기	6 (+)	6 (+)
	삼나무	4 (+)	4 (+)

복증 제상계(+)

설증 홍색紅色, 백태白苔

※ breath max는 독일의 자기 훈련법을 일본인용으로 개발된 심신종합자극장치.

치료와 경과

홍피증에 **저령탕** 5.0g, **오림산** 5.0g, **형개연교탕** 2.5g을 14일분 투여했다.

부모님이 생선가게를 운영중이시지만 본인은 생선이 너무 싫다고 했다. 고기보다 생선을 먹도록 권했더니 두드러기가 발생했다.

인진오령산 7.5g, **십미패독탕** 7.5g을 투여했다. 두드러기는 4일째에 치유되었다. 홍반, 부종은 조금 호전. 전신이 담홍색을 나타내고(완화 경향), 건조와 낙설이 주증상이 되었다. 냉기(+).

자음강화탕 7.5g, **육미환** 7.5g, **복령사역탕**을 14일분 투여했다.

과민성 장염이 보였다. **계지가작약탕** 5.0g, **당귀사역가오수유생강탕** 5.0g을 14일분 투여했다.

족랭(+). 수험생이었지만 2주간의 복용으로 완화, 거의 치유가 되었다. 가려움(-). 일상생활은 정상화되었다. 1년 6개월이 걸렸다.

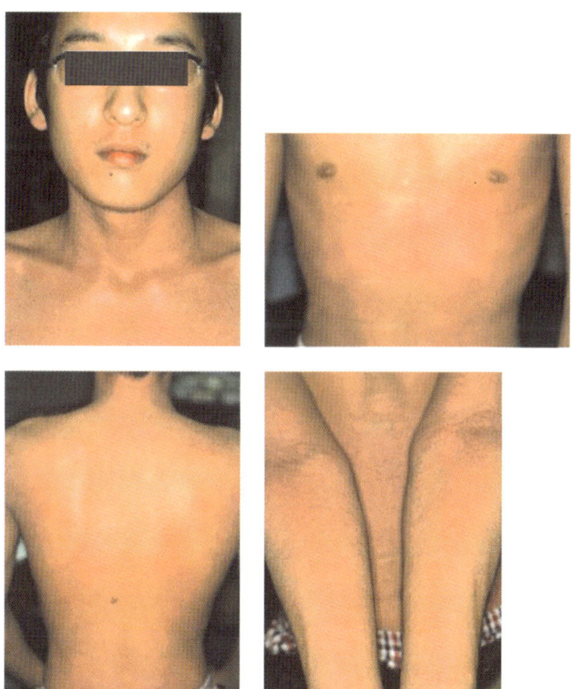

치료전

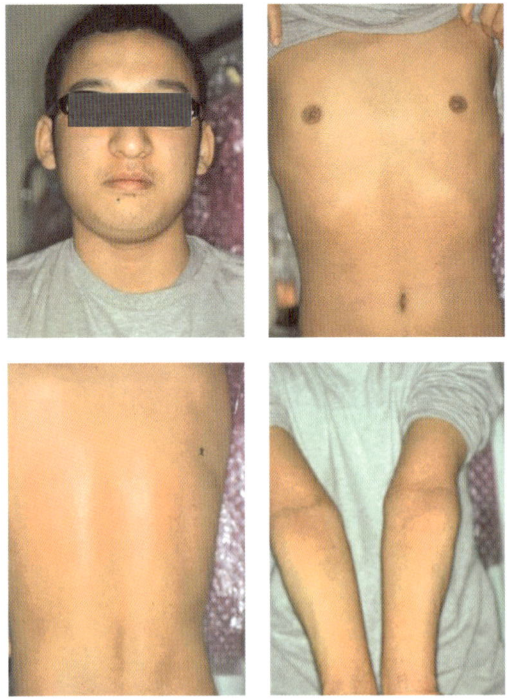

1년 후

1 제스란 — Mequitazine(항히스타민제)
2 아르메타 — Alclometasone dipropionate(외용 스테로이드)
3 프로토픽 — Tacrolimus hydrate(면역억제제)
4 히르도이드 — Heparinoid(국소혈전용해제)

증례 25 아토피피부염, 천식, 알레르기비염

18세 남성

현병력 생후 1개월에 아토피피부염이 발병했다. 초등학교 5년까지 스테로이드 외용제를 사용하고 있었다. 천식과 알레르기비염이 있고 위장이 허약하여 피부염이 종종 생겼다.

어머니·조부·사촌에게 알레르기가 있었다.

현증 전신에 홍반. 미란·태선이 혼재하는 홍피증. 가려움으로 잘 수 없다.

잠들기가 힘들고, 자는 도중 깨기도 하며, 아침에 일어나기가 어렵다. 다리의 냉기가 강하다. 어깨결림이 있고 초조가 강하다. 전신 권태감.

혈압 100/60. 177cm, 66kg.

초진시의 SDS(심리 테스트) 56. breath max(자율신경훈련)를 4회 실시 후에는 SDS 50. 치료 종료시에는 SDS 26이 되었다(성인은 40까지가 정상치).

복증 제상정중심臍上正中芯

설증 설질홍舌質紅, 습濕, 무태無苔

치료와 경과

6월 30일, **억간산가진피반하** 7.5g, **보중익기탕** 7.5g, **복령사역탕**, 다렌 2mg 1정을 14일분 투여했다.

7월 30일, 목 주위와 얼굴, 팔꿈치에 발한이 있고 가려움이 강했다. 어깨결림이 강했다. 조금 잘 수 있게 되었다.

억간산가진피반하 7.5g, **계지가황기탕** 6.0g, **복령사역탕**, 소라낙스[5] 0.4mg 1정을 14일분 투여했다.

8월 8일, 전체적으로 좋아졌다. 더위를 타지 않았다.

억간산가진피반하 7.5g, **계지가황기탕** 6.0g, **복령사역탕**을 14일분 투여했다.

8월 27일, 전체적으로 좋았다. 냉기, 권태감, 자한自汗이 있었다. 아침에 일어나기 어려운 것은 계속 되었다.

5 소라낙스 — Alprazolam(수면진정제)

보중익기탕 7.5g, **계지가용골모려탕** 7.5g, **복령사역탕**을 14일분 투여했다.
  소라낙스는 중지했다.

억울경향이 강한 냉증의 예이다. 멘탈 클리닉에서 항우울제, 안정제를 처방받고 있었다. 전신 증상에는 억간산가진피반하, 보중익기탕, 강한 냉기에 복령사역탕을 사용했지만, 우울경향은 개선되지 않기 때문에 일시 소라낙스를 병용했다.

치유되었음을 확인하였다.

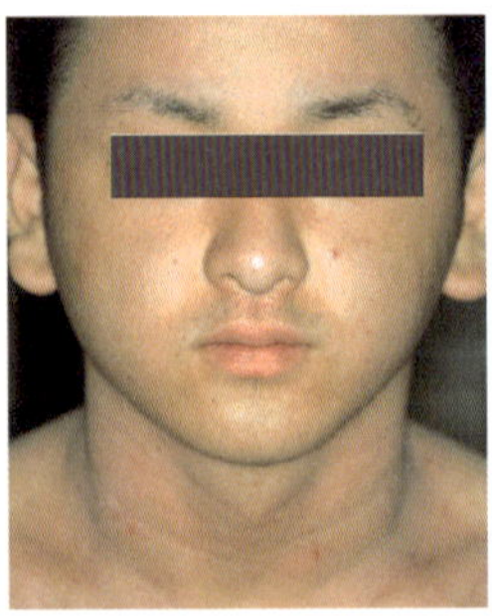

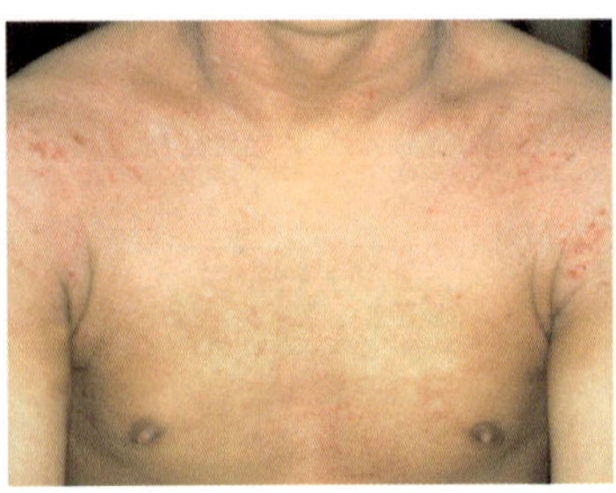

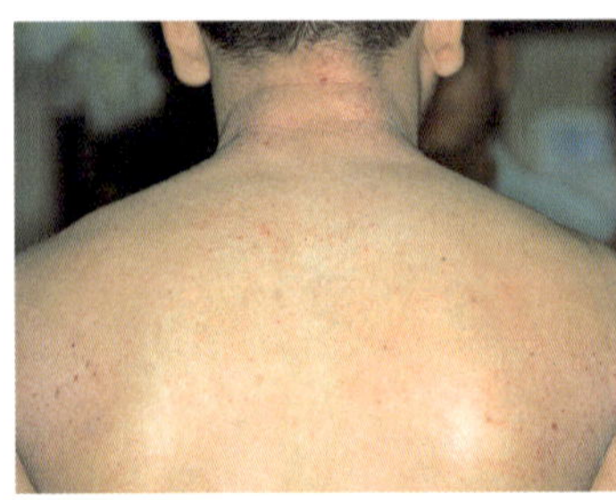

치료전

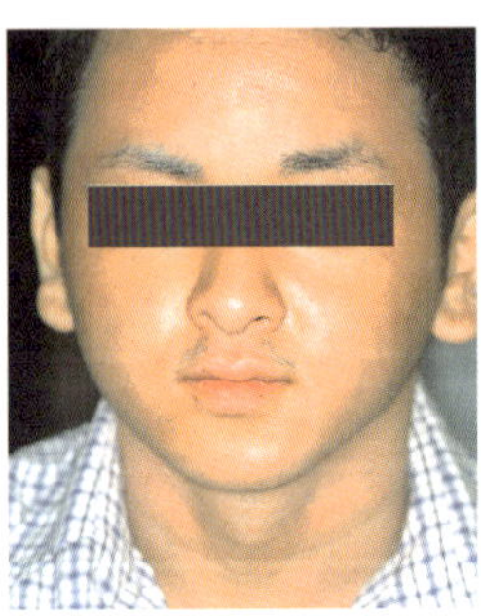

6개월 후

증례 26 아토피피부염

29세 남성

현병력 0세에 아토피피부염이 발병했다. 전 병원에서 마유馬油와 풀코트를 바르고 있었다. 알레로크[6]를 복용하고 있었다.

현증 전신홍피증. 가려움(+), 삼출(V), 소변 5~6회, 갈증으로 물을 자주 마신다.

복증 제상계, 좌측 흉협고만, 아랫배압통, 냉기(++).

설증 자홍색紫紅色, 백태白苔

치료와 경과

치자백피탕 4.0g, **저령탕** 5.0g, **신이청폐탕** 5.0g을 14일분 투여했다.

편도염으로 지스로맥스[7]를 3일간 복용했다고 했다. 36.8℃. 화끈거림 있었다.

백호가인삼탕 5.0g, **치자백피탕** 4.0g, 타리온[8] 2정을 7일분 투여했다.

30일 후, 등에 발한 때문에 홍반과 가려움이 있었다. 흉협고만, 복직근 긴장이 있었다.

온청음 5.0g, **방기황기탕** 5.0g, **시호계지탕** 5.0g을 28일분 투여했다.

4개월 후, 거의 치료가 되었다.

6 알레로크 — Olopatadine hydrochloride(항히스타민제)
7 지스로맥스 — Azithromycin hydrate(항생제)
8 타리온 — Bepotastine besilate(항히스타민제)

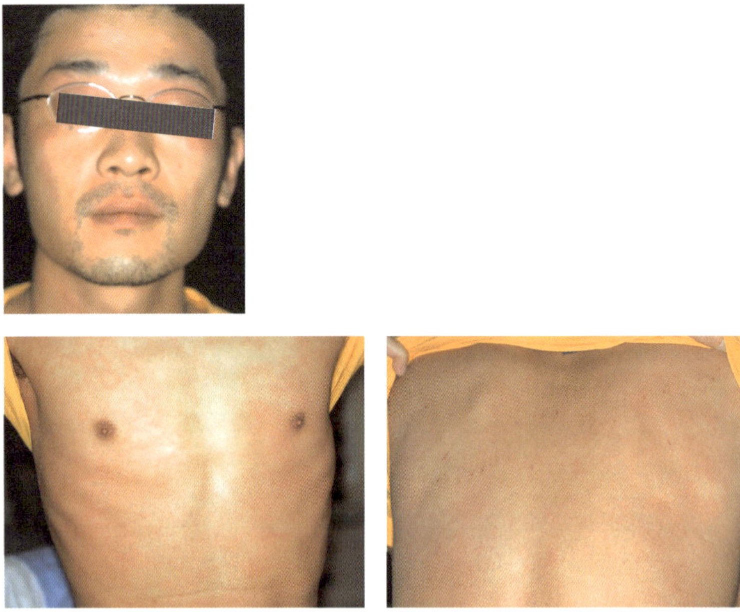

치료전

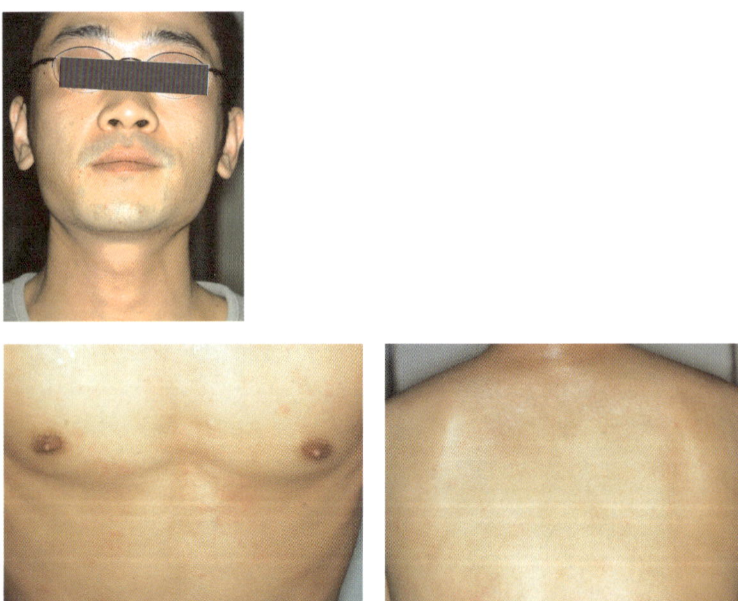

1개월 후

증례 27 아토피피부염

43세 남성

현병력 유아기부터 아토피피부염이 있었다. 부친에게도 동일한 병력이 있었다.

현증 전신에 홍반과 건조성 피부염이 있다. 발한으로 가려움이 악화된다. 초조(++), 이노易怒, 기체氣滯(기울氣鬱), 습열濕熱. 음허陰虛의 화끈거림 있음. 혈압 110/70. 160cm, 57kg.

검사 SDS 48(치료 종료시점에서는 30점) 기체·기울스코어寺澤 80점(치료 종료시점에서는 38점) IgE Rist 25360Iu/ml 진드기(+++) IgA 7950mg/dl(+++) 호산구 12.1%(치료 종료시점에서는 5.2%)

치료와 경과

용담사간탕 5.0g, **인진오령산** 5.0g을 14일분 투여했다.

사역산 5.0g, **인진오령산** 5.0g을 14일분 투여했다.

계지가용골모려탕 5.0g, **십미패독탕** 5.0g을 14일분 투여했다.

표증表證에는 인진오령산을 사용. 홍반은 감소를 보였다. 간울에 사역산을 사용하여도 좋아지지 않아서, 계지가용골모려탕으로 변방하여 신경증, 초조 등이 경감. 6개월 후 초조감이 없어지고, 표치標治를 위한 온청음, 십미패독탕으로 거의 치료가 되었다.

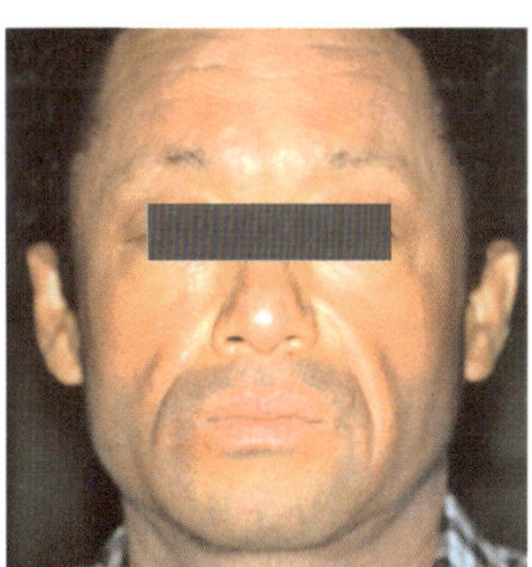

치료전

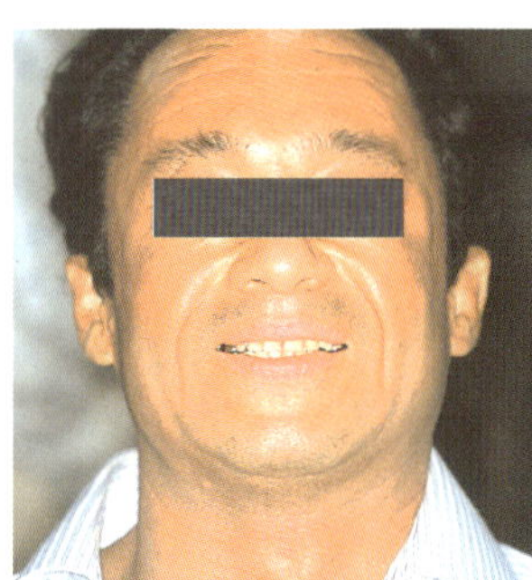

치료후

증례 28 아토피피부염

16세 남성

기왕력 천식, 알레르기비염, 중이염. 테오롱[9], 자디텐[10]을 내복, 인탈[11] 흡입.

현병력 2세에 아토피피부염이 발병했다. 소아과에서 스테로이드제를 사용하였다. 자디텐, 알레지온[12]을 내복. 메디덤[13], 바셀린[14], 자네[15], 파인타르[16] 연고를 사용해도 효과가 그다지 없었다. 오림산, 삼물황금탕, 형개연교탕 등을 복용중이었다.

현증 전신 홍반과 태선, 긁어서 생긴 삼출이 있다. 불면. 신경증이라고 보고 손발의 발한테스트(아래)를 시행. 다리의 냉기(+). 잠들기, 잠에서 일어나기가 힘들다. 체온은 겨드랑이 36.5℃, 심부 35.1℃. 160cm, 52kg.

복증 제상계, 양측흉협고만, 양측 복직근 긴장

발한 테스트

	치료전		2주일 후	
	스트레스전	스트레스후	스트레스전	스트레스후
오른손	99.9%	99.9%	41.6%	68.3%
왼손	98.7%	99.9%	52.8%	84.7%
오른발	77.5%	89.7%	79.8%	84.7%
왼발	85.5%	97.2%	63.4%	70.5%

온도 측정

손온도	32.0℃	29.0℃	32.0℃	32.0℃
발온도	30.5℃	28.5℃	30.0℃	29.5℃

치료와 경과

2월 15일, **사역산** 5.0g, **배농산급탕** 5.0g, 에바스텔[17] 10mg 1정을 14일분 투여했다.

삼출은 조금 호전됐다. 홍반(+).

3월 1일, **사역산** 5.0g, **온청음** 5.0g을 28일분 투여했다.

3월 29일, 피부는 거의 좋아졌다. 콧물과 코막힘(+).

반하백출천마탕 5.0g, **갈근탕가천궁신이** 5.0g을 14일분 투여했다.

전체적으로 좋아졌다. 진료의뢰를 했었던 의사에게 되돌려 보냈다.

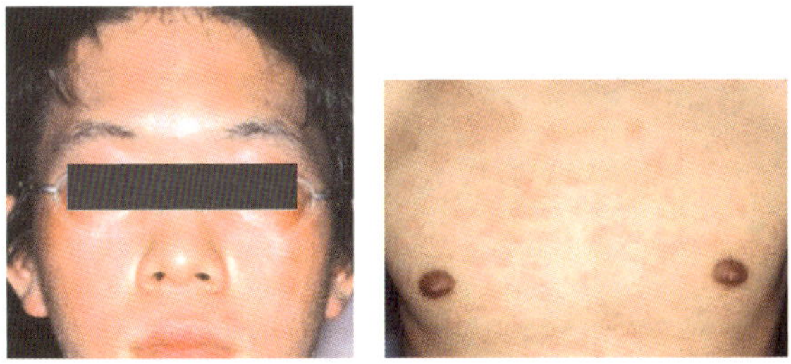

치료전

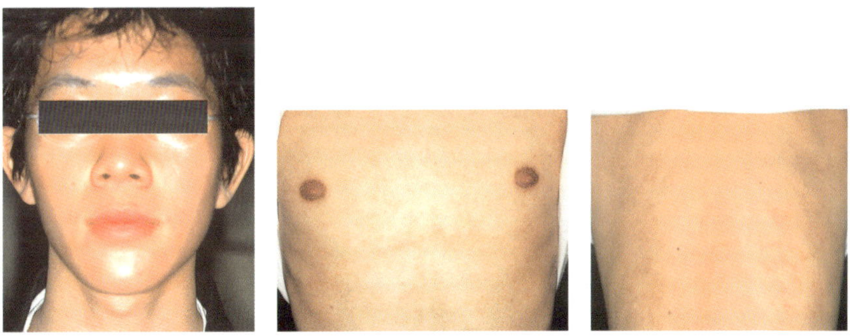

1개월 후

9 테오롱 — Theophylline(기관지확장제)
10 자디텐 — Ketotifen fumarate(항히스타민제)
11 인탈 — Sodium cromoglicate(흡입스테로이드)
12 알레지온 — Epinastine hydrochloride(항히스타민제)
13 메디덤 — Dexamethasone propionate(외용 스테로이드)
14 바셀린
15 자네 — Vitamin A oil
16 파인타르 — Pine tar(소나무추출물)
17 에바스텔 — Ebastine(항히스타민제)

증례 29 아토피피부염, 신경증

31세 여성

현증 전신의 홍피증. 신경증, SDS(심리 테스트) 65점. 불면, 초조가 강하다. 신경질적이다. 사소한 일에 시달린다. 식욕 없고 무기력하다. 전신의 냉기가 있다. 어깨결림(+). 가사를 돕고 있다. 159cm, 51kg.

설증 습濕, 백태白苔

치료와 경과

억간산가진피반하 5.0g, **삼물황금탕** 5.0g을 6주분 투여했다.

피부염은 완화되었고 머지않아 치유에 이르렀다.

식욕이 돌고 음식을 맛있게 먹을 수 있어 기분이 명랑해졌다. 초조감이 없어졌다. 가족과의 대화가 활기를 띠고, 매일 즐겁게 보낼 수 있게 되고, 희망감을 찾았다. 전반적인 QOL의 개선이 보였다.

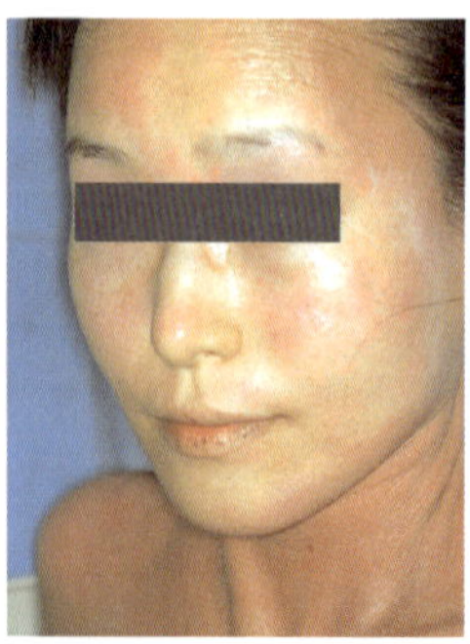

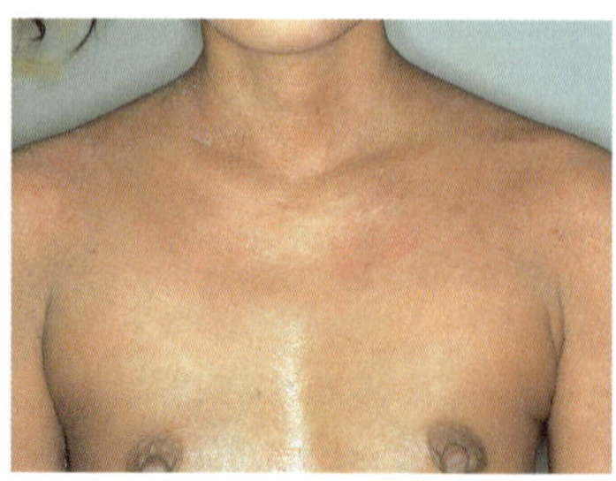

치료전

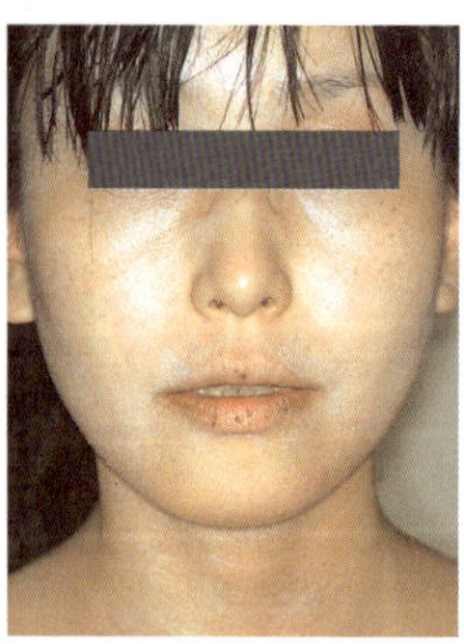

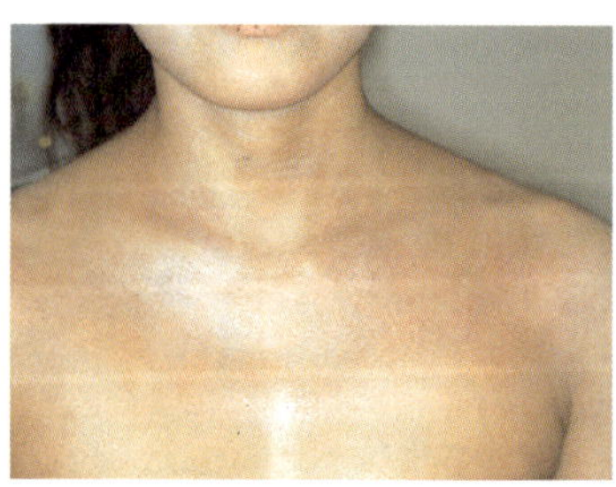

6주일 후

증례 30 아토피피부염, 신경증

18세 여성

현병력 3세에 아토피피부염이 발병해 여러 곳에서 치료. 알레르기비염, 중이염, 위장 허약이 있었다.
전 병원에서 지르텍[18], 알레그라[19], 포라라민[20]을 내복. 로코이드[21], 네오메도롤[22], 안데베이트[23], 프로토픽[24], 마이아론[25], 레스타민코와[26], 프로페트[27]를 외용.

현증 전신에 홍반이 보인다. 상부는 삼출이 있었고, 일부에서는 미란이 보였다. 사지에는 붉은 양진痒疹같은 피진皮疹이 보인다. 월경이 늦어지고 있다. 다리의 냉기(+). 편식이 심하고 야채류는 잘 섭취하지 않는다. 변비(-). 어혈이 있다. 160cm, 52kg.

복증 제상계

설증 설질홍舌質紅, 박백태薄白苔. 정맥靜脈(+)

맥증 활滑, 현弦

발한 테스트

		치료전		수험 직전	
		스트레스전	스트레스후	스트레스전	스트레스후
발한량	오른손	52.3%	99.9%	99.9%	99.9%
	왼손	54.4%	99.9%	99.9%	99.9%
	오른발	58.1%	89.7%	45.6%	99.9%
	왼발	59.9%	97.2%	46.0%	99.9%

치료와 경과

초진. **사역산** 5.0g, **저령탕** 5.0g, **신이청폐탕** 5.0g을 14일분 투여했다.
삼출물이 마르고, 전체적으로 좋았다. 사지에 양진痒疹이 현저.
2진. **사역산** 5.0g, **소풍산** 5.0g, **인진오령산** 5.0g을 14일분 투여했다.
사지의 양진痒疹과 전신의 피부염은 완화되었다. 다리의 냉기(++).
3진. **사역산** 5.0g, **당귀사역오수유생강탕** 5.0g, **부자** 1.0g을 14일분 투여했다.
거의 좋아졌다.

4진. **사역산** 5.0g, **당귀음자** 5.0g을 14일분 투여했다.
치유되었음을 확인하였다.

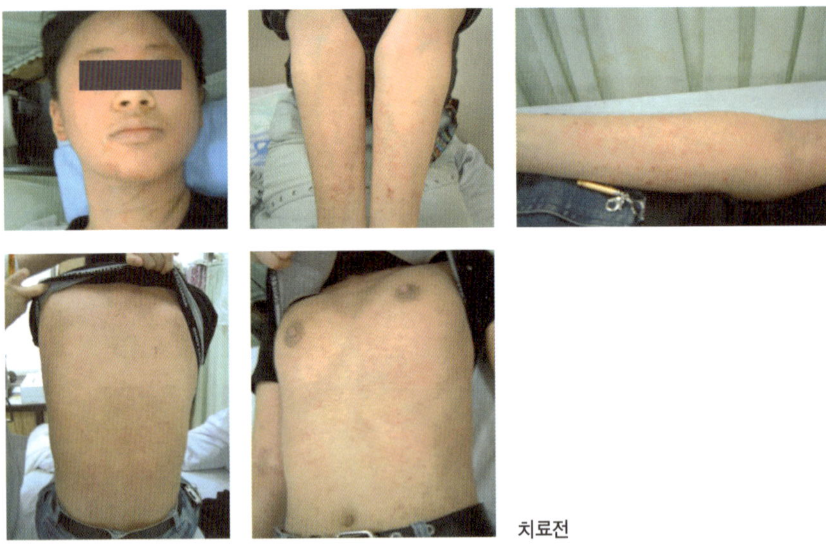

치료전

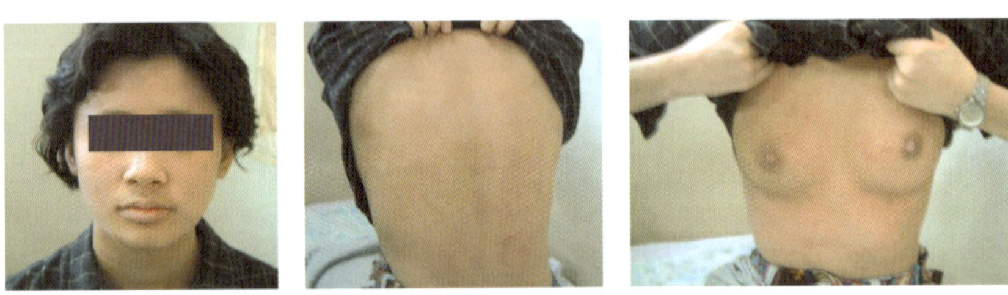

1개월 후

18 지르텍 — Cetirizine hydrochloride(항히스타민제)
19 알레그라 — Fexofenadine hydrochloride(항히스타민제)
20 포라라민 — D-chlorpheniramine maleate(항히스타민제)
21 로코이드 — Hydrocortisone butyrate(외용 스테로이드)
22 네오메도롤 — Fradiomycin sulfate Methylprednisolone(외용 스테로이드)
23 안데베이트 — Betamethasone butyrate propionate(외용 스테로이드)
24 프로토픽 — Tacrolimus hydrate(면역억제제)
25 마이아론 — Clobetasol Propionate(외용 스테로이드)
26 레스타민코와 — Chlorpheniramine maleate(항히스타민제)
27 프로페트 — 백색바셀린

증례 31 아토피피부염, 전신의 삼출성 피부염

20세 남성

현병력 0세에 아토피피부염이 발병했다. 도중에 일단은 좋아졌지만, 대학에 들어가 독신생활을 시작하고 나서 서서히 악화되었다. 기왕력으로서 알레르기비염. 부친에게도 알레르기비염이 있었다.

현증 전신에 홍반이 있다. 삼출성 가피, 미란, 태선 등이 혼재. 2차 감염을 수반하는 삼출성 피부염. 변비(+), 다리의 냉기(+), 복통(+). 배뇨 5회, 1일 3~5리터 수분을 섭취한다.

일상생활에서는 단 종류의 간식을 자주 섭취한다. 아침식사는 거르고 외식이 주. 야채, 생선은 거의 먹지 않는다. 172cm, 63kg.

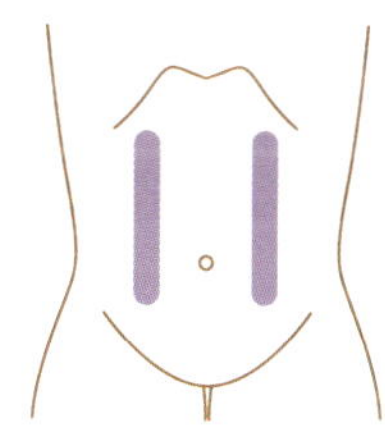

복증 제상계, 제방압통, 하복부 저항

치료와 경과

5월 9일 ① **저령탕** 7.5g, **오림산** 7.5g, 루리드[28] 100mg 2정을 14일분 투여했다.

② 처치: 블랙 라이트 조사. 자운고, 바라마이신[29] 혼합연고, 피옥타닌 잘베[30]를 첩포했다.

5월 21일 2차 감염은 치유되었다. 홍반은 감소를 보았다.

① **저령탕** 7.5g, **배농산급탕** 7.5g을 28일분 투여했다.

② 처치는 5월 9일과 같다.

6월 13일 홍반은 감소해 색소 침착이 되었다. 가려움(+). 안면, 가슴, 목과 상반신에 심했다.

신이청폐탕 5.0g, **형개연교탕** 5.0g, **저령탕** 5.0g, 에바스텔[31] 10mg 1정을 14일분 투여했다.

[생활 지도]

① 아침에 일찍 일어나 식사를 챙긴다. 재료나 섭취하는 방법 등에 관하여 설명한다. 밤에는 11시 경에는 취침. 충분한 숙면을 취하도록 지도한다.

② 목욕 후의 연고 바르는 방법, 다리의 냉기를 없애기 위한 목욕법에 관하여 설명한다.

③ 세안은 비누를 사용. 부드러운 면소재의 의류가 피부에는 가장 안전하다.

④ 스트레스 때문에 악화가 보이므로 자율신경훈련법을 지도한다.

3회의 내원으로 거의 치료가 되었다. 생활지도 및 본치本治에 의해 보다 좋은 상태가 되었다고 생각된다.

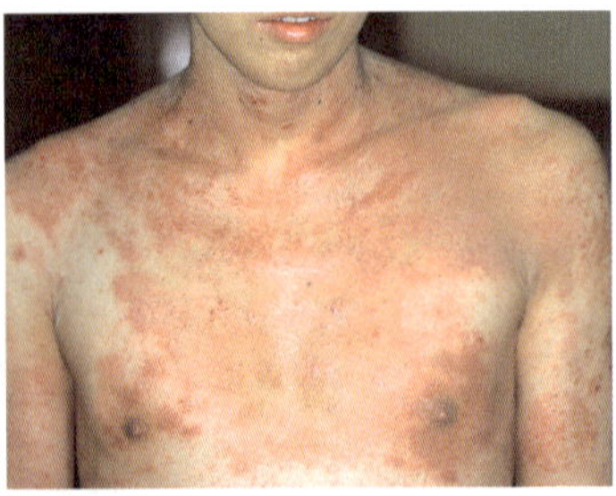

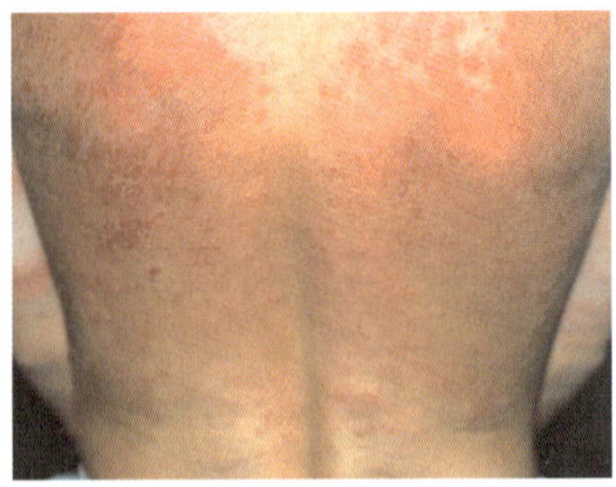

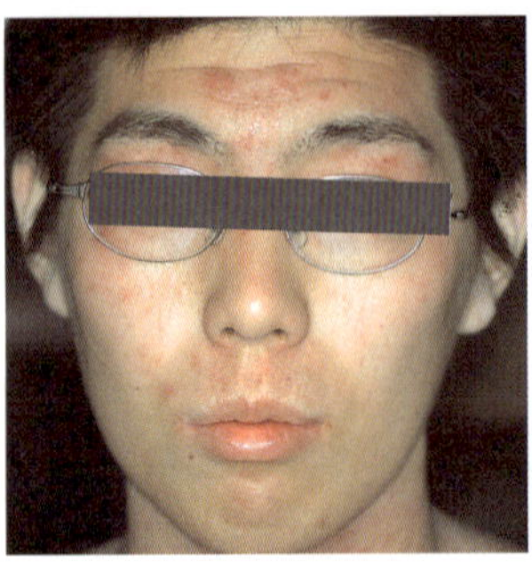

치료전

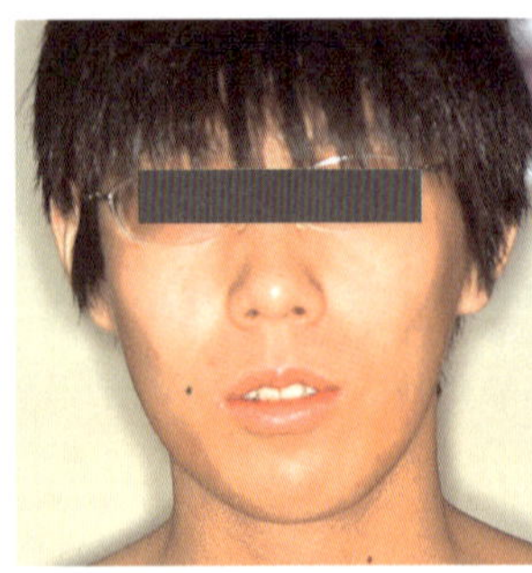

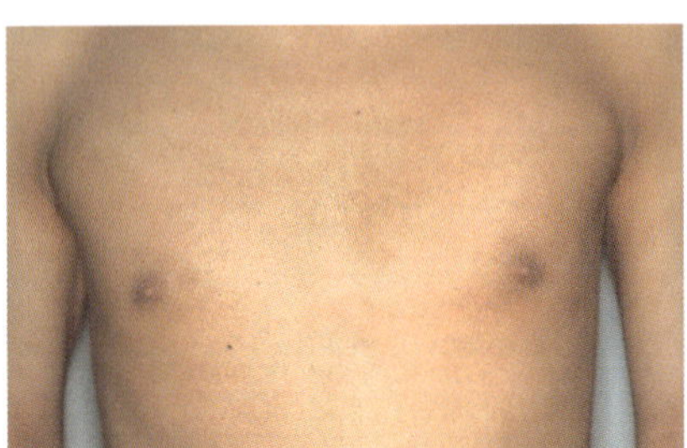

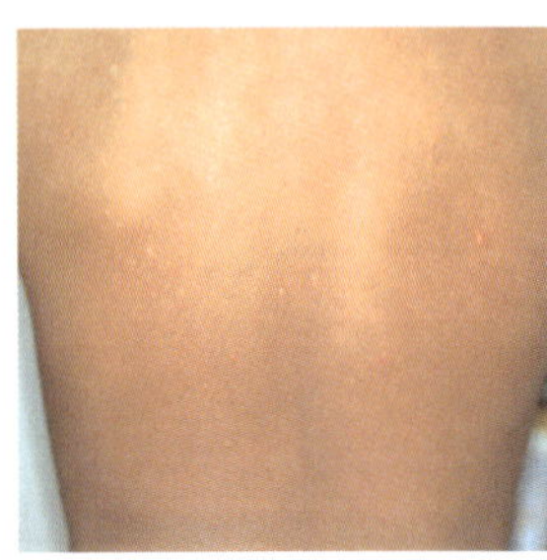

치료후

28 루리드 — Roxithromycin(마크로라이드계 항생제)

29 바라마이신 — Bacitracin Fradiomycin sulfate(감염증치료제)

30 피옥타닌잘베 — Methylrosanilinium Chloride(살균제)

31 에바스텔 — Ebastine(항히스타민제)

처방 해설

▶ 저령탕豬苓湯

출전: 상한론傷寒論, 금궤요략金匱要略

택사澤瀉 3.0g 아교阿膠 3.0g 저령猪苓 3.0g 활석滑石 3.0g
복령茯苓 3.0g

- 부종 등 수체水滯 상태에 사용. 복력은 중등도를 중심으로 폭넓게 적응한다. 이수제(택사·저령)가 수水를 처리한다.
- 빈뇨, 잔뇨감, 배뇨통, 혈뇨 등의 배뇨장애가 있는 경우.

용량 영아 2.0~2.5g/일
유소아 2.5~5.0g/일
어른 7.5g/일

증례 32 아토피피부염, 등교거부

17세 남성

현병력 0세에 아토피피부염이 발병했다. 12세에 일단 완화. 15세에 재발해 악화되어 왔다. 기왕력으로서 두드러기 있었다. 양친, 여동생, 남동생에게 알레르기가 있었다.

전 병원에서 십미패독탕, 삼물황금탕, 저령탕을 여름부터 가을에 걸쳐 복용해 완화되었다. 다시 보중익기탕, 삼물황금탕, 저령탕을 봄이 되어 복용하고 현재에 이르렀다.

전 병원의 검사:

백혈구 7.9천/ul 호산구23% IgE Rist 1528Iu/ml

IgE Rast 소맥(5+) 진드기(5+) 삼나무(5+) 노송나무(++) 곰팡이(+)

현증 전신에 홍반이 있다. 부종, 태선, 긁은 흔적 일부 있음. 삼출과 미란이 보인다. 가려움(+). 변비(-), 소변 10회, 수분 섭취 2리터.

일상생활에서는 육상부의 매니저를 맡고 있지만 운동은 하지 않는다.

최근에는 등교하지 않은 상태이다. 새벽녘 3시에 취침, 잠들기가 어렵고, 수면 부족. 식사는 모친이 주의해서 일식日食 생활로 하고 있다.

복증 제상계, 양측 복직근 압통, 하복부 저항

치료와 경과

전신 홍반 등의 외관과 가려움으로 인한 초조감 때문에, 대드는 것 같은 어조와 눈초리로 진찰 태도가 좋지 않았다.

5월 3일 ① **계지가용골모려탕** 5.0g, **오림산** 5.0g, **저령탕** 5.0g, 소라낙스[32] 0.4mg 1정을 21일분 투여했다.

② 처치: 블랙 라이트 조사. 파인타르(Pine tar) 아연화연고[33], 피옥타닌 잘베[34] 첩포.

5월 9일 삼출과 붉은기가 감소했다. 가려움도 꽤 좋아졌다.

처치는 5월 3일과 같음.

5월 14일 가려움(+), 잠들기가 조금 어려웠다.

① 에바스텔[35] 10mg 1정, 사프란[36] 0.35g을 **계지가용골모려탕** 5.0g과 함께 14일분 투여했다.

5월 24일 전체적으로 매우 좋았다. 월요일부터 등교한다고 했다.

① 에바스텔 10mg 1정, 사프란 0.35g을 **계지가용골모려탕** 5.0g과 함께 14일분 투여했다.

② 파인타르(Pine tar) 연고를 사용.

초진시의 표정과 초조감, 그리고 복증의 제상계, 불면 등으로, 계지가용골모려탕이 가장 적합하다고 생각되었다. 동시에 부종, 홍반, 삼출성 피부염에 대해 저령탕, 오림산을 처방했는데, 이 처방은 급성 증상에 주효하여 1개월 미만에 경쾌했다. 향후, 여름의 땀, 서사暑邪에 대응이 필요하다고 생각됐지만, 본인의 희망으로 진료를 의뢰했던 의사에게 돌려보냈다.

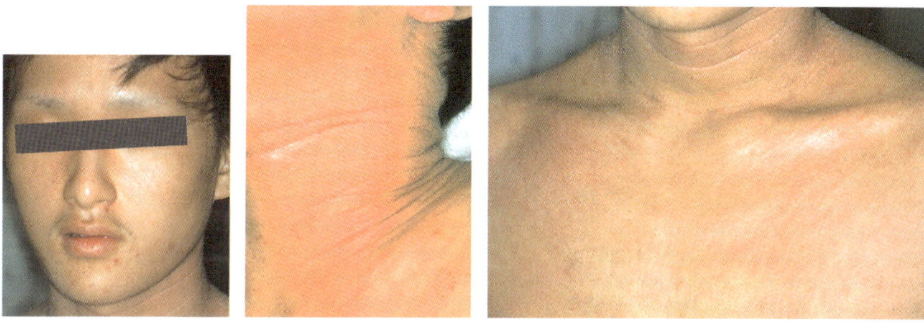

치료전

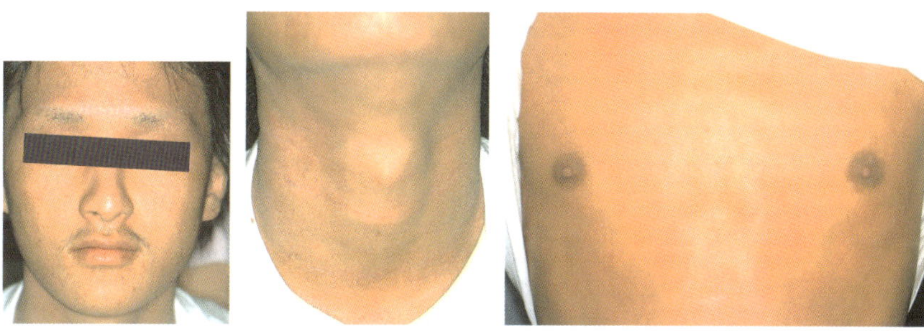

6주일 후

32 소라낙스 — Alprazolam(수면진정제)
33 파인타르 아연화연고
34 피옥타닌잘베 — Methylrosanilinium Chloride(살균제)
35 에바스텔 — Ebastine(항히스타민제)
36 사프란 — 사프란(식물)

증례 33 아토피피부염

16세 남성

현병력 생후 6개월에 아토피피부염이 발병해 2세까지 있었다. 일단 완화됐지만 2년전 14세에 재발했다. 양친, 형에게 알레르기가 있었다. 천식, 알레르기비염이 있다. 전 병원에서 형개연교탕, 시호계지탕, 방기황기탕, 백호가인삼탕, 저령탕, 삼물황금탕 등을 복용하고 있었다.

현증 전신에 홍반, 삼출성 피부염, 가피, 미란이 혼재하고 홍피증이 있다. 안면은 감염 때문에, 삼출액이 많아 농가진이 되었다. 다리의 냉기가 심하다. 소변 5~6회.

복증 배꼽 주위에 냉기와 압통이 있다.

검사 IgE Rast 1863Iu/ml HD(집먼지)(5+) 진드기(5+) 밀 · 콩 · 쌀(++)

치료와 경과

2월 9일 **계지가황기탕** 6.0g, **황련해독탕** 7.5g을 14일분 투여했다.
복령사역탕, 루리드 100mg 2정을 7일분 투여했다.

2월 15일 **저령탕** 5.0g, **삼물황금탕** 5.0g, **신이청폐탕** 5.0g을 14일분 투여했다.

3월 21일 삼출이 감소하고, 전신이 건조하다. 냉기가 심하고 불면.
마황부자세신탕 5.0g, **계지탕** 5.0g, **온청음** 5.0g, 다렌[37] 2mg 1정을 14일분 투여했다.

4월 4일 **십전대보탕** 7.5g, **계지가용골모려탕** 7.5g을 14일분 투여했다.
복령사역탕, 에바스텔[38] 10mg 1정, 루리드[39] 100mg 2정(7일분)을 28일분 투여했다. 불면, 자다가 깸, 권태감, 기상이 어려움.

5월 26일 **보중익기탕** 5.0g, **삼물황금탕** 5.0g, **저령탕** 5.0g, **복령사역탕**, 소라낙스[40] 0.4mg 1정을 28일분 투여했다.
상부의 화끈거림과 다리의 냉기가 있었다.

6월 23일 잠들기는 약간 좋았다. 전신에 발한이 있고 가려워졌다.
방기황기탕 5.0g, **삼물황금탕** 5.0g, **계지가용골모려탕** 5.0g, **복령사역탕**, 소라낙스 0.4mg 1정을 28일분 투여했다.

7월 23일 발한은 감소했다. 전체적으로 경쾌되어 거의 치료가 되었다.
방기황기탕 5.0g, **삼물황금탕** 5.0g, **계지가용골모려탕** 5.0g, **복령사역탕**을 14일분 투여했다.
상태가 호전되어, 치료를 일단 중지했다.

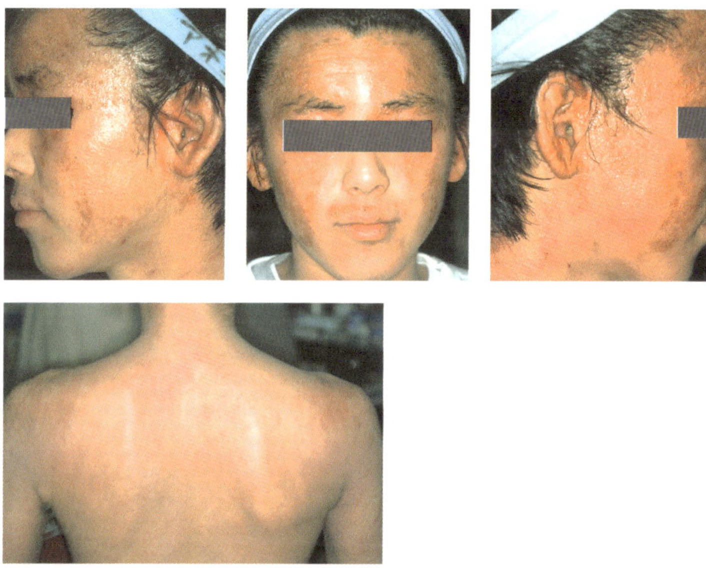

치료전

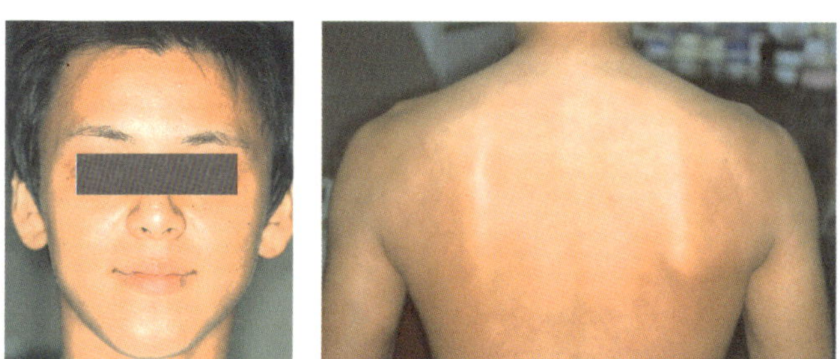

치료후

37 다렌 — Emedastine difumarate(항히스타민제) 38 에바스텔 — Ebastine(항히스타민제)
39 루리드 — Roxithromycin(마크로라이드계 항생제) 40 소라낙스 — Alprazolam(수면진정제)

고찰 매번 부모가 함께 와서 진료실에서 가타부타 말이 많았다. 환자 본인의 말은 마지막에나 겨우 들을 수 있었다.

증상이 안 좋아서 등교를 하지 않았었다. 모친의 과보호가 부담이 되어 스트레스가 되고 있다. 2주간의 투약중에도, 2, 3일 간격으로 전화가 오는 상황. 총 12회의 치료로 거의 치료가 되었는데, 부친은 4번째 정도부터 참견하지 않게 되었다.

약의 복용도 연고를 바르는 것도 본인에게 맡기고 모친이 손을 대지 않도록 강하게 지도했다. 우울경향을 나타내므로, 십전대보탕, 계지가용골모려탕, 보중익기탕 등과 함께 소라낙스 0.4mg 1정을 병용했다.

표치標治로서는 청열이수제清熱利水劑를 사용하고, 우울경향이 현저하게 호전되고 나서 보익제補益劑를 병용했다. 하반신의 냉기가 강하고, 상반신과 안면의 번조煩燥가 있다고 보고 복령사역탕을 사용해 상하의 균형을 좋게 했다.

증례 34 아토피피부염, 월경 곤란증

33세 여성

현병력 10년 전에 아토피피부염이 발병해 3년 전부터 악화, 전신홍피증이 되었다.

현증 피부가 접히는 부위에 삼출, 미란 있음. 갈증이 심하고, 물을 자주 마신다, 소변 5회. 월경은 순조롭지만 통증이 심하다. 다리의 냉기(±). 잠들기가 나쁘다.

복증 우측 흉협고만, 양측 복직근 긴장

치료와 경과

6월 4일 **저령탕** 6.0g, **삼물황금탕** 5.0g, **신이청폐탕** 5.0g을 14일분 투여했다. 소변소통이 원활치 않았기 때문에, 삼출을 이수利水시키고, 청열작용을 강하게 하는 것을 목표로 하고 있었다.

6월 25일 삼출은 조금 호전됐다. 홍반과 낙설이 있고 손바닥 손등에 부종이 보였다. 피부염(++). 발한테스트에 의한 손발바닥의 다한증과, 스트레스 부하 검사에서 수치의 증가가 확산되었다.

사역산 5.0g, **삼물황금탕** 5.0g, **신이청폐탕** 5.0g을 28일분 투여했다.

7월 30일 홍반은 조금 호전됐다. 전신의 피부염은 거의 좋았다.

사역산 5.0g, **삼물황금탕** 5.0g을 투여했다. 동처방을 계속.

9월 24일 거의 치료된 상태. 본인의 희망에 의해 같은 처방을 투여했다.

외한내열外寒內熱로 월경 불순, 월경통, 소변량감소. 기울氣鬱(기울점수 74점), 습열濕熱(+), 혈허血虛의 병태였다. 사역산으로 기역氣逆에 의한 제반증상이 호전되었다.

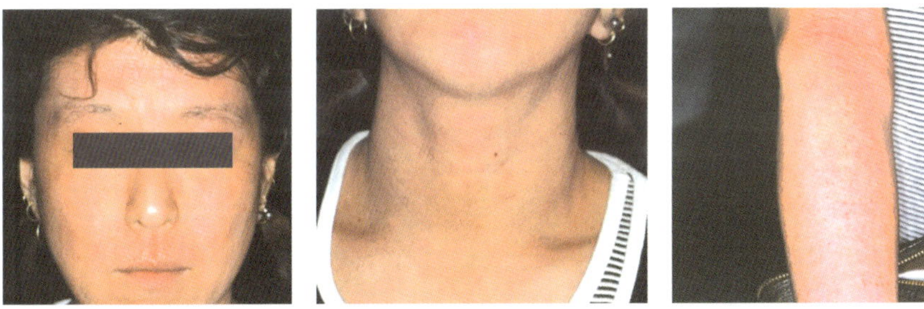

치료전

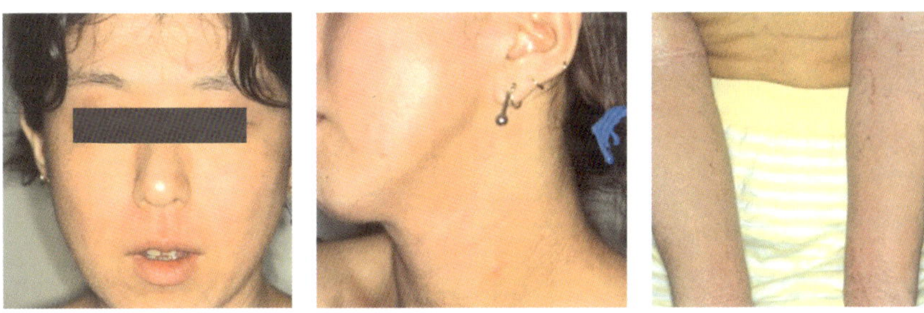

치료후

증례 35 아토피피부염

21세 여성

현병력 7세에 아토피피부염이 발병했다. 항알레르기제를 내복.

15세까지 스테로이드제를 외용으로 사용하고 중단함. 현재는 이전 의사에게 처방받은 겐타신[41]+프로페트바세린[42]을 외용하고 지르텍[43]을 복약 중. 기왕력으로서 과민성 장염, 편도염, 꽃가루 알레르기가 있었다.

현증 전신에 홍반, 삼출성 피부염이 보이고, 안면·상지에 부종·홍반·미란이 현저하다. 월경 불순(지연), 통증(특히 요통)이 강하다. 변비(+), 다리의 냉기(++), 편식은 하지 않는다. 소변횟수는 적었다.

복증 제상계, 위내정수, 진수음, 하복부 압통

설증 습濕, 담홍淡紅

검사 UV테스트 20초까지(-). 말초혈 이상없음. IgE Rast 삼나무(++++)

치료와 경과

3월 3일 **삼물황금탕** 5.0g, **저령탕** 5.0g, **복령사역탕**을 14일분 투여했다.

3월 16일 **용담사간탕** 5.0g, **계지탕** 5.0g, **마황부자세신탕**, 아타락스P[44] 2캡셀을 14일분 투여했다. 가려움이 심하다고 해서 지르텍을 중지하고 아타락스P로 처방했다.

3월 30일 삼출성 피부염은 전신적으로 모두 사라졌다. 가려움도 편해졌다.
동처방을 14일분 투여했다.

4월 15일 안면은 치유 상태가 되었다. 전신도 거의 좋아졌다.
동처방을 14일분 투여했다. 지금까지 집에서 두문불출하였지만, 취직 활동을 시작했다.

4월 30일 동처방을 14일분 투여했다.
치유가 되었다.

외용으로서 그리파스C[45], 피옥타닌[46] 아연화연고, 자운고, 안담 연고, 태을고, 요소연고+프로페트바세린, 에키잘베[47]를 사용하고 있었다.

41 겐타신 — Gentamicin sulfate(아미노글리코사이드계 항생제)
42 프로페트 — 백색바셀린
43 지르텍 — Cetirizine hydrochloride(항히스타민제)
44 아타락스P — Hydroxyzine pamoate(항히스타민제)
45 그리파스C — Glyteer Diphenhydramine(진통소염제)
46 피옥타닌 — Methylrosanilinium Chloride(살균제)
47 에키잘베 — Mixed killed bacterial suspension Hydrocortisone(스테로이드제)

여름 — 땀과 자외선 서열(暑熱)/심(心)

여름의 피부와 발한

아토피피부염에 있어 여름이란 더운 계절은 땀이 큰 문제가 된다. 신체적 운동에 의해 흐르는 상쾌한 땀이라면 좋겠지만, 고이는 땀(자율 신경성의 발한)은 특히 피부염을 앓고 있는 사람에게 있어서는 불쾌감을 유발하고 큰 해를 끼친다. 고이는 곳은 목, 관절, 겨드랑이, 서혜부, 외음부, 항문주위 등으로, 피부염은 악화를 보인다.

모공이 열리지 않고 땀과 수분, 지방이 표피에 잘 배출되지 않는 것이 '아토피 피부' 이다. 바로 거기에 염증을 일으킨 것이 아토피피부염이다. 아토피 피부는 건조하고 딱딱해져 있으므로, 운동을 하는 것으로 모공을 열어주는 등, 피부를 활동시켜 땀을 흘리도록 하고, 노폐물이 섞인 땀을 흘려 버리도록 지도하고 있다. 물론 흐르는 땀을 입욕이나 샤워로 씻어 내는 것도 필요하다.

땀은 무서운 것이다. 아토피피부염의 진단에 있어서도 땀은 중요한 지표가 되므로 것으로, 항상 유의해 둘 필요가 있다.

땀의 근본은 심心이며, 우선 심心이 튼튼하지 않으면 땀은 만들어지지 않는다. 만들어진 땀은 폐에 의한 주리腠理(한방적으로 말하는 피부·기육肌肉 등의 총칭으로, 외사로부터의 방어 발한의 조정 등의 역할을 갖는다)의 개폐 작용으로, 표피에 발한이라고 하는 형태로 나타난다. 폐의 작용이 약하면, 피부를 지킬 수 없고, 발한을 잘 조정할 수가 없게 되어 식은 땀 등의 '고이는 나쁜 땀' 이 나타난다.

심心은 근본이지만, 수水 그 자체는 신양腎陽의 기능에 의한다. 이것이 잘 되지 않으면 위음허胃陰虛가 되어 수水를 순환시킬 수 없고 폐肺가 말라 버린다. 쏠림이 있는 경우에는 수체水滯나 수독水毒이 되어 버린다. 땀은 그 일부의 것이라고 생각되고 오장 전부의 영향을 받고 있가에 그 중요성을 알 수 있다.

같은 땀에서도, 진단에 의해 병위病位를 분명히 하고 오장의 어디에 관련이 있는지를 확인하지 않으면 안 된다.

⑭에 의해 병적인 발한의 원인에 대해 자세히 살펴보자. 우선 첫번째로 폐기肺氣(위기衛氣) 부족을 들 수 있다.

땀샘의 개폐는 폐가 담당하고 있다. 폐의 기인 위기衛氣는 표피를 지키고 있지만, 위기衛氣가 실조되면, 땀샘을 조이는 힘이 약해져 땀이 배어 나온다. 식은 땀 등이 대표적인 경우다.

그럴 때에는 대해 보기補氣의 측면에서 〈보중익기탕〉 등을 이용한다. 그러나 보중익기탕에는 지한止汗작용 그 자체는 없다. 기의 방면에서 조이는 기능을 하는 것이 용골·모려이며, 〈시호가용골모려탕〉이나 〈계지가용골모려탕〉을 사용한다.

주리·땀샘에 작용하고, 표피를 조이는 것이 황기이며, 〈계지가황기탕〉이 대표처방이 된다. 이 경우, 필자는 증證을 보면서, 황기를 단미로 3g 정도 더하는 일도 있다.

발한의 제2의 원인으로서는 영위불화營衛不和—영기營氣와 위기衛氣의 부조화를 들 수 있다.

영기營氣는 비위脾胃의 기능에 의해 음식물로부터 얻어지고 혈血과 함께 경맥·혈관내를 순환하고 있는 기이며, 위기衛氣는 맥외, 표피를 순환하는 기이다. 그 두 가지 기의 불화가 병적인 발한의 원인이 된다.

영위불화營衛不和의 주처방이 되는 것이 상충한 기를 아래로 진정시키는 계지·감초를 포함하는 〈계지탕〉이다. 또한 땀의 유실을 막는 용골·모려를 더한 〈계지가용골모려탕〉, 황기의 고섭작용을 기대할 수 있는〈방기황기탕〉도 상용常用한다.

3번째의 음허화왕陰虛火旺은 음陰 - 수水·혈血이 부족하고(냉각하는 힘이 약해져) 열을 가진 상태이다. 극단적으로 말하면, 열사병으로 많은 물을 필요로 하고 있는 상태이다.

내부에 열이 모이는 것으로, 생체는 이 열을 진액(수)과 함께 밖으로 밀어 내려고 히기 때문에 땀이 나고 또한 호흡이 거칠어지며 빈뇨나 설사를 부른다. 땀뿐만 아니라, 수분이 밖으로 유실되어 버리는 것이다. 열을 거둘 필요가 있다.

⑭ 발한의 원인

① 폐기肺氣(위기衛氣) 부족

모려 —— 염한斂汗 —자미滋味(영양분이 풍부하고 맛있는 맛)로 수렴작용을 갖는다.

마황근 — 지한止汗 —모려의 작용을 증강한다.

황기—— 체표의 위기를 보충하고 고섭작용을 강하게 해 발한을 막는다.

[처방]

〈보중익기탕〉 보기가 주. 지한작용은 없다.

〈시호가용골모려탕〉〈지가용골모려탕〉 지한작용이 있다.

〈계지가황기탕〉 주리腠理 · 땀샘에 작용한다.

② 영위불화營衛不和

위강영약衛强營弱 — 표表를 지키는 것에만 집중. 정기精氣의 모산耗散은 줄어드나, 영음營陰이 안에 머물지 못하고, 땀이 되어 밖으로 흘러넘친다.

위약영강衛弱營强 — 위기 부족으로 주리를 개폐하는 힘이 약해져 발한이 많아진다.

[처방]

〈계지탕〉 영위불화를 낫게 한다.

〈계지가용골모려탕〉 용골 · 모려로 땀의 유실을 멈춘다. 정신 증상(+)에 좋다.

〈방기황기탕〉 대표적인 지한제, 이수제.

③ 음허화왕陰虛火旺

신음부족 등, 음의 부족으로 허화발생. 이 열이 진음津陰 밖으로 밀어 낸다.

비위나 간의 문제가 관련되는 일도 많다.

[처방]

〈육미환〉 신음부족을 보충한다.

〈삼물황금탕〉〈양위탕〉 등

④ 습사정체濕邪停滯

잘못된 식습관 · 과식, 또는 습사의 침입으로 비위가 침범되고 습사정체하여 습열이 된다.

습열에 의한 열기가 있는 땀이 난다.

[처방]

〈용담사간탕〉 청열이습에 뛰어나다. 위장이 약한 환자에게는 주의해서 사용한다.

〈인진오령산〉 삼출(++), 열(+)에 좋다.

(胡榮에 의함)

4번째는 습사정체濕邪停滯이다.

잘못된 식습관이나 과식, 또 습사濕邪의 침입 등에 의해 비위脾胃가 침범되고 습사濕邪가 정체한다. 습사濕邪가 정체하면 열을 띠어 습열濕熱 상태가 된다. 담음痰飮이나 열기가 있는 끈적끈적한 땀(식은 땀 등) 등도 보인다.

그러한 경우에는 열 및 습을 제거할 필요가 있어 〈용담사간탕〉으로 대표되는 청열이습淸熱利濕에 작용하는 처방을 이용한다. 다만, 배출瀉하는 작용이 강하기 때문에, 위가 약한 사람에게 이용하는 경우는 주의를 요한다. 또 〈인진오령산〉에 대해서는 오령산은 피부염을 포함해 모든 수독·삼출에 효과가 있는 처방인데, 거기에 인진호가 더해지는 것으로, 청열淸熱작용을 함과 동시에 간의 소설疏泄작용을 돕는다. 필자가 좋아하는 처방중 하나이다.

여름의 피부와 자외선

아토피피부염의 환자는 피부 장벽 기능이 약하고 과민한 상태가 되어 있어 자외선을 받자마자 반응을 일으키는 경우가 많다. 신양허腎陽虛 상태에 빠져 다리에 냉기가 있는 사람도 마찬가지이다. 아토피피부염 환자라도 체질의 차이가 있고, 신양허腎陽虛가 없는 사람에게는 자외선의 영향이 적을 때도 있다.

이 체질의 차이에 의해 처방은 바뀌고, 다리의 냉기가 강하면(발한이 있어도) 〈사역산〉, 땀이 있고 동계가 있으면 〈시호가용골모려탕〉 〈계지가용골모려탕〉 〈시호계지탕〉 〈시호계지건강탕〉 등의 기제氣劑를 이용한다. "왜 자외선으로부터 나쁜 영향을 받는가?" 하는 물음으로부터 그 **원인**을 다스려준다는 발상이다.

혹서가 되면 전신의 화끈거림, 갈증이 강해지고, 가끔 열사병같은 증상을 나타낸다. 혹서에 의한 열사병양의 피부염(일광화상〈sunburn〉)이다. 몸의 내부가 약해서 외사를 날려 버리지 못하고 축적되어 홍피증 등이 발병한다. 청열淸熱작용, 이수利水작용이 있는 처방이 필요하다. 〈백호가인삼탕〉 〈소풍산〉 〈월비가출탕〉 등을 이용한다.

또, 염증을 억제하기 위해서는 〈마황부자세신탕〉을 자주 이용하고 있다. 냉기

(신양허腎陽虛)를 수반하는 경우는 보다 유효하다. 왜냐하면 마황, 부자, 세신은 함께 신腎에 작용해 따뜻하게 하는 작용을 가진다. 신腎을 도우면서 따뜻하게 하는 것으로서 다리에 열이 많아지고 혹서·자외선에 대해 강한 체질이 되기 때문이다.

습濕과 열熱

여름은 습열濕熱의 문제도 놓칠 수가 없다. 특히 장마철에는 그 영향이 크다.

■ 습에 대해

기후·환경의 영향을 받아 외계로부터 들어온 습사가 음식의 불섭생 혹은 비의 기능 저하(비허脾虛)에 의해 수습水濕이 된다. 이것이 정체하면 피부 질환이 일어난다. 근육이나 피부에 정체한 습은 제거하기 어렵고, 피부의 증상을 일으키든가, 또는 증상을 악화시키는 원인이 된다. 습사濕邪가 오랫동안 안에 정체되면 열로 되어 습열 상태가 될 수도 있다.

습이 관련되는 피부 증상의 특징으로서는 ① 삼출물이 많은 것을 들 수 있다. 습은 삼윤滲潤을 담당하고 있어서, 국부가 진물러 질척질척한 상태가 된다. 표피의 삼출은 포도상구균, 바이러스, 진균류 등의 감염을 발생하기 쉽기 때문에 주의를 요한다.

다음에, ② 하반신의 피부 질환이 많다고 하는 것이다. 습濕이 아래로 흐르기 때문에, 증상은 하반신에 집중하는 것이 많다. 그러나, 습열濕熱에 의한 피부질환의 증상은 전신에 퍼지는 일도 적지 않다.

더 열거해 보자면, ③ 소양감이 심한 점. 습이 사방으로 흘러 가려움을 만든다. ④ 만성화 되는 점. 습은 음사陰邪로 정체해서 제거하기 어렵기 때문에, 병이 만성화 되는 것이다.

■ 열에 대해서

여름의 고온, 혹은 체내의 열이 근육·피부에 울체하는 것이 피부의 증상을 일으키고 악화시키는 원인이 된다.

열이 관련되는 피부 증상의 특징으로서는 우선 ① 열감熱感을 들 수 있다. 국부에 강하게 나타난다. 화火에는 상염上炎하는 성질이 있기 때문에, 증상은 상부에 집중된다.

다음에, ② 동통을 들 수 있다. 「열미즉양, 열심즉통熱微則痒 熱甚則痛(열이 가벼우면 가려움이 나오고, 열이 심하면 통증이 나온다)」라고 하듯이, 국부의 동통이 강하다. 그리고 ③ 화농이다. 「열성즉육부熱盛則肉腐(열이 성하면 살이 썩는다)」고 하듯이, 열이 강한 경우는 국부가 화농한다.

이상과 같이, 습열濕熱과 피부염의 관계는 매우 크고, 그러한 특징을 충분히 고려하여 진단·치료를 실시할 필요가 있다.

증례 여름

증례 36 아토피피부염, 자율신경 불안증, 억울증

25세 여성

현증 전신 건조형으로 홍반이 있다. 안면홍반 현저. 낙설·태선이 혼재하고, 서혜부에 현저하다. 다리의 냉기(+), 월경 전에 악화된다. 혈압 98/52 (치료후에는 완화).

취직 활동을 시작하고 나서 대인관계가 나빠져 불안감이 계속된다. 외출도 하지 않는다. 일을 떠올리면 기분이 나쁘다. 잠들기가 힘들다. 변비(±), 요통(+). 설사와 변비가 교대로 있다. SDS 59, 기울氣鬱스코어 56점(치료 종료시점에서는 26점).

복증 흉협고만, 제상계, 양측 제방압통

치료와 경과

3월 31일 **시호계지건강탕** 5.0g, **통도산** 7.5g을 14일분 투여했다.

4월 9일 **시호계지건강탕** 7.5g, 사프란[48] 0.5g을 2개월분 투여했다.

6월 9일 **시호계지건강탕** 7.5g만으로 했다. 잘 수 있게 되고 변비도 많이 개선되었다. 피부 상태도 거의 좋아졌다.

48 사프란 — 사프란(식물)

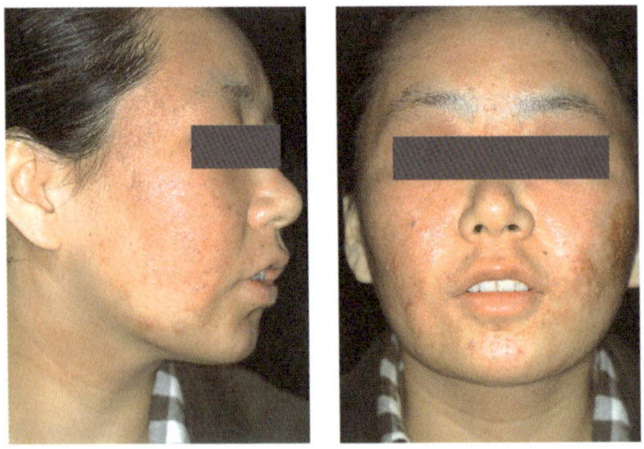

치료전

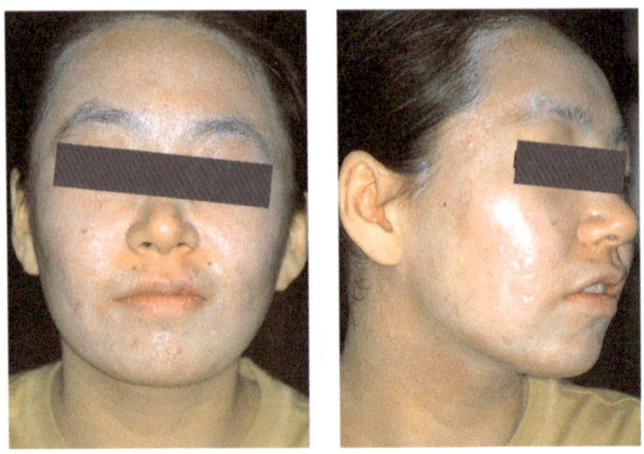

3주일 후

증례 37 아토피피부염

27세 남성

현증 15분 걸려 자전거로 통근하고 있는데 땀이 매우 잘 난다고 한다. 특히 손발에 심하다.

얼굴 부종, 홍반. 체간: 구진, 홍반

복증 제상계, 좌측 흉협고만

발한 테스트

		치료전		치료후	
		스트레스전	스트레스후	스트레스전	스트레스후
발한량	오른손	53.3%	55.7%	38.5%	38.2%
	왼손	53.8%	51.6%	37.3%	34.7%
	오른발	41.3%	45.7%	40.8%	38.2%
	왼발	38.7%	43.8%	38.0%	36.0%

치료와 경과

사역산 5.0g, **월비가출탕** 5.0g을 21일분 투여했다.

홍반은 감소. 약간 마르는 기색이 되었다. 겨드랑이 · 음부의 발한(+).

방기황기탕 5.0g, **맥문동탕** 5.0g을 30일분 투여했다. 외용약으로서 20% 염화 알루미늄 친수 연고 · 파인타르연고[49] · 아연화연고를 사용했다.

치유가 되었다.

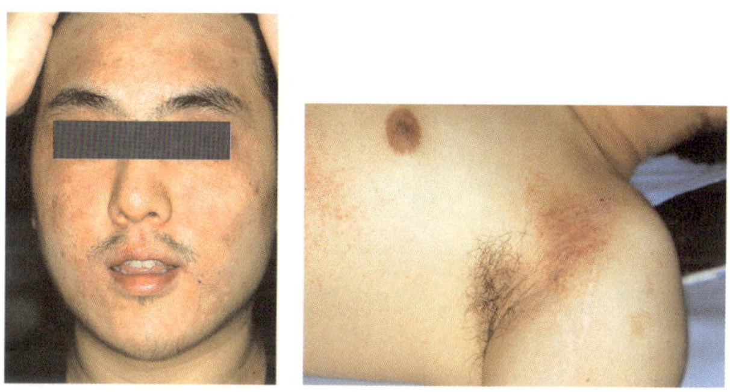

치료전

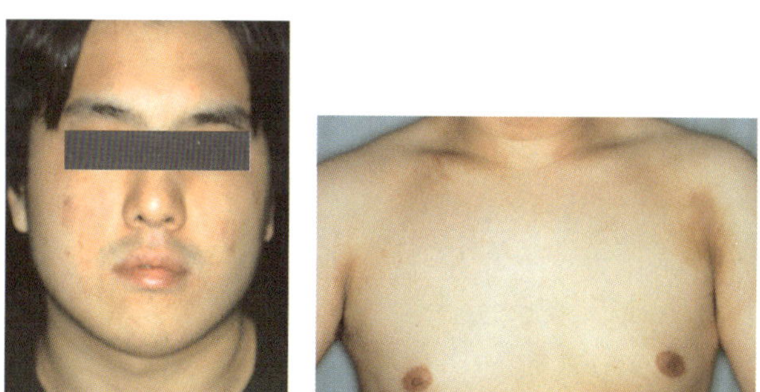

치료후

49 파인타르(Pine tar) 연고

처방 해설

▶ 방기황기탕防己黃耆湯

출전: 금궤요략金匱要略

황기黃耆 5.0g 방기防己 5.0g 창출蒼朮 3.0g 대조大棗 3.0g
감초甘草 1.5g 생강生姜 1.0g

- 피부색이 희고 비만형.
- 벨트 등을 조여 맨 부분에서 팽진이 발생·확대되는 경우. 숙박업소의 청소부 등에게 많다.

용량 영아 2.0~2.5g/일
유소아 2.5~5.0g/일
어른 7.5g/일

▶ 월비가출탕越婢加朮湯

출전: 금궤요략金匱要略

석고石膏 8.0g 대조大棗 3.0g 마황麻黃 6.0g 감초甘草 2.0g
창출蒼朮 4.0g 생강生姜 1.0g

- 붉게 부어 오르고 열을 가진 습진의 급성기에 이용한다.
- 부종·발한경향·구갈이 있고 소변량이 감소하는 경우.
- 사지관절의 종창·동통·열감 등이 있는 경우.
- 복력은 중등도 이상.

용량 영아 2.0~2.5g/일
유소아 2.5~5.0g/일
어른 7.5g/일

증례 38 아토피피부염

29세 남성

현병력 2세에 아토피피부염이 발생. 위장 허약도 있어 여러 곳에서 치료하였다. 전 병원에서 다음과 같은 약들을 사용하고 있었다. 내복: 비프록스[50], 할시온[51], 제스란[52], 월비가출탕, 보중익기탕. 카포시 수두양 발진 때에 발트렉스[53]. 외용: 비소프텐로션[54], 더마크린[55], 프로페트[56], 흡수연고, 프로토픽[57]+프로페트바세린 혼합, 프로토픽+유베라연고[58] 혼합, 그리파스C[59]+흡수연고.

현증 전신 홍반이 있고 일부 삼출이 보인다. 약간 마른 홍피증상태.
가려움이 심해 잘 수 없다. 변비(+), 다리의 냉기(+). 복통(+).
혈압 122/60. 160cm, 52kg.
체온은 겨드랑이 36.8℃, 무릎 36.3℃, 발 32.0℃, 심부 35.0℃.

전 병원의 검사:
AST 36Iu/l↑ (*검사치의 ↑ 또는 ↓는 표준치보다 높고 낮음을 나타낸다) ALT 40Iu/l↑ LD 46.3Iu/dl↑ 적혈구 4.4백만/ul↓
Hb 12.9g/dl↓ 진드기(+) HD (+)

치료와 경과

표증表證의 홍피증과 여름의 더위를 고려하여
오림산 5.0g, **저령탕** 5.0g, 에바스텔[60] 10mg 1정을 7일분 투여했다.
저령탕 5.0g, **신이청폐탕** 5.0g, **삼물황금탕** 5.0g을 28일분 투여했다.
삼출은 마르고, 담홍반淡紅斑과 건조가 현저해졌다.
본치本治로서 **계지가용골모려탕** 5.0g, **소풍산** 5.0g, 에바스텔 10mg 1정을 28일분 투여했다.
표증表證의 피부염이 거의 사라졌고, 치유가 되었다.
빈혈을 고려하여 **가미귀비탕** 5.0g, **소풍산** 5.0g을 28일분 투여했다.

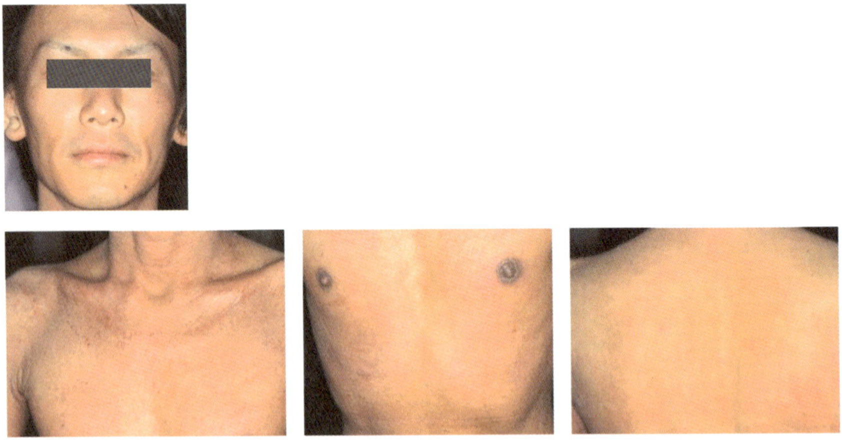

치료전

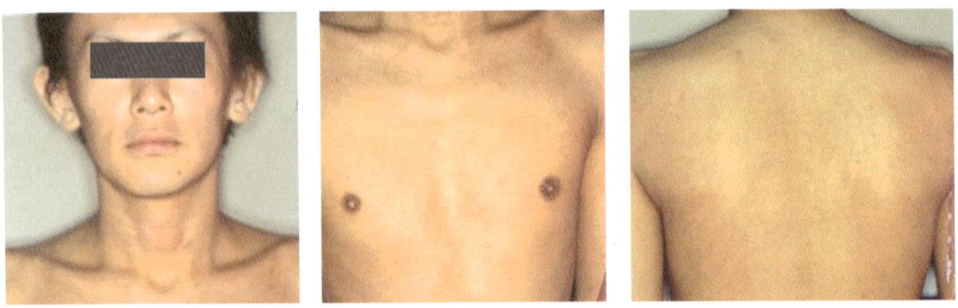

2개월 후

50 비프롁스
51 할시온 — Triazolam(신경안정제)
52 제스란 — Mequitazine(항히스타민제)
53 발트렉스 — Valaciclovir hydrochloride(항바이러스제)
54 비소프텐로션 — Heparinoid(국소혈전용해제)
55 더마크린 — Glycyrrhetinic acid(항소양제)
56 프로페트 — 백색바셀린
57 프로토픽 — Tacrolimus hydrate(면역억제제)
58 유베라연고 — Tocopherol nicotinate(비타민제)
59 그리파스C — Glyteer Diphenhydramine(진통소염제)
60 에바스텔 — Ebastine(항히스타민제)

처방 해설

▶ 계지가용골모려탕桂枝加龍骨牡蠣湯

출전: 금궤요략金匱要略

계지桂枝 4.0g 용골龍骨 3.0g 작약芍藥 4.0g 감초甘草 2.0g
대조大棗 4.0g 생강生姜 1.5g 모려牡蠣 3.0g

- 체질 허약한 사람으로, 야위고 안색이 나쁘며 신경과민 혹은 정신불안 등을 호소하는 경우. 식은땀, 손발의 냉기 등을 수반하는 경우.
- 복진(腹診)시 제상계臍上悸를 확인하는 것.

용량 영아 2.0~2.5g/일
유소아 2.5~5.0g/일
어른 7.5g/일

증례 39 아토피피부염, 신경증

21세 남성

현병력 15세에 아토피피부염이 악화되었지만, 고교 2학년 무렵에 일단 치유되었다. 그 후, 도쿄에서 독신생활을 시작하고 나서 악화되어 스테로이드제를 사용하고 있었다.

현증 전신홍피증으로, 일부 부종, 삼출이 보인다.

검사 백혈구 9.3천/ul 호산구 21.9% 림프구 23.2%

IgE Rist 7640Iu/ml 진드기(+++) HD (+++) 삼나무(++++)

LD 489Iu/dl ↑ AST 46Iu/l ↑

치료와 경과

저령탕 5.0g, **신이청폐탕** 5.0g, **용담사간탕** 5.0g을 21일분 투여했다. 3주만에 치유, 그러나 한국의 본가에서 도쿄로 돌아가면 2, 3일 후에 재발, 악화되었다.

저령탕 5.0g, **신이청폐탕** 5.0g, **용담사간탕** 5.0g. 3개월간 계속 복용하여 경과가 양호하기 때문에 투여를 중지했다.

1년 후, 다시 홍피증이 되었다. 주로 상반신(특히 상지)에 가려움이 심했다.

계지가황기탕 4.0g, **온청음** 5.0g, **형개・연교** 각 1.0g을 21일분 투여했다.

3주일 후, 약간 좋아졌다. 화끈거림(+), 땀(+).

백호가인삼탕 5.0g, **저령탕** 5.0g을 28일분 투여했다.

1개월, 거의 좋았다. 경과 양호해 직장에 복귀(쇼핑회사 상품관리)했지만, 3주 후에 다시 전신 악화를 보였다. 부서를 옮기도록 권유했다.

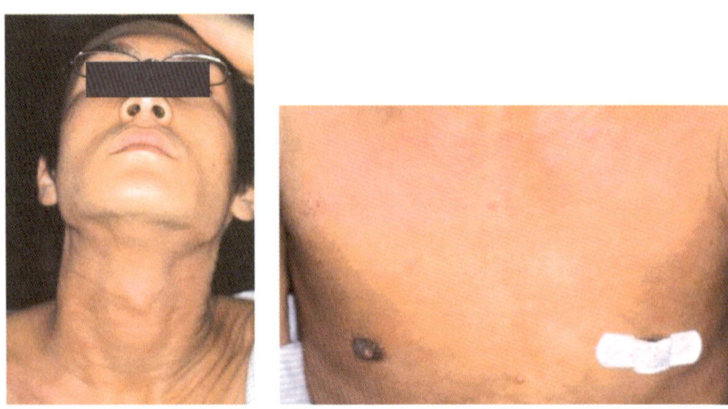

치료전

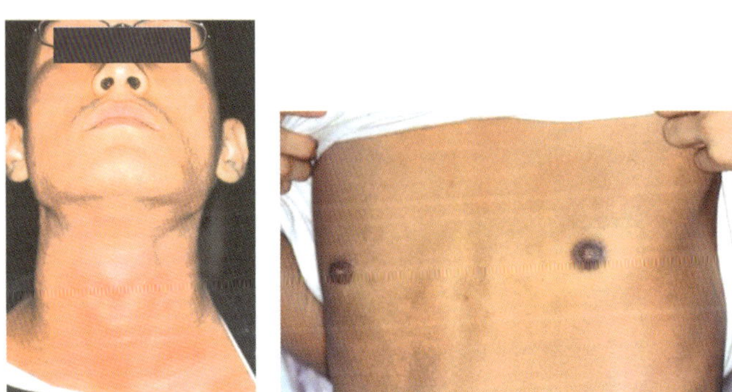

치료후

증례 40 아토피피부염

24세 여성

현병력 3년 전에 아토피피부염이 발병했다. 모 유명 병원에서 입원 치료, 탕약을 2년간 복용했지만 상태는 좋지 않아 내원했다. 내원 10일 전부터 모 대학병원의 한방약을 내복하고 있었다. 리도멕스[61], 아즈놀[62], 아르메타[63], 프로페트[64] 혼합 외용제를 사용. 기왕력으로서 알레르기비염, 위장허약이 있었다.

현증 전신에 붉은 구진과 홍반, 안면에 홍반과 부종이 있고, 특히 눈 주위가 심하고 이마는 검붉다. 가려움이 강하다. 월경통이 심하다. 다리의 냉기(++). 육류·생선을 많이 먹는다. 대소변 거의 정상이지만, 약간 소변불리小便不利. UV테스트 40초까지(-). 156cm, 44kg.

복증 제상계

설증 홍紅, 습濕, 치흔

치료와 경과

8월 23일 **치자백피탕** 4.0g, **저령탕** 5.0g을 조석 2회, **당귀사역가오수유생강탕** 2.5g을 취침시에 복용하도록 지시하고 14일분 투여했다. 파인타르 연고[65], 아연화연고를 외용.

9월 4일 부종과 홍반이 감소하고 약간 마르는 기색이 보였다.
치자백피탕 4.0g, **저령탕** 5.0g을 21일분 투여했다.
또, **마황부자세신탕** 5.0g을 맑은 날만 복용하도록 지시하고 자외선차단제를 외용.

9월 29일 월경통과 다리의 냉기가 심했다.
작약감초탕 7.5g, **당귀사역가오수유생강탕** 7.5g을 7일분 투여했다.
치자백피탕 4.0g, **저령탕** 5.0g을 7일분 투여했다. 안면의 홍반 치료를 위해.

10월 16일 **치자백피탕** 4.0g, **삼물황금탕** 5.0g, **보중익기탕** 5.0g, 아타락스P[66] 1캡셀을 28일분 투여했다.

1월 8일 사지에 구진이 발생했다. 콧물, 인후통, 오한 있음.
마황부자세신탕 5.0g, **삼물황금탕** 5.0g, **십미패독탕** 5.0g을 28일분 투여했다.

2월 12일 꽃가루 알레르기가 시작되어 콧물·눈의 가려움·재채기 있음.
치자백피탕 6.0g, **소청룡탕** 9.0g을 28일분 투여했다.

3월 18일 꽃가루 알레르기는 거의 좋아졌다. 양진痒疹 있음.
마황부자세신탕 5.0g, **삼물황금탕** 5.0g, **십미패독탕** 5.0g을 28일분 투여했다.

4월 15일 배란통이 심했다.
계지복령환 5.0g, **삼물황금탕** 5.0g, **십미패독탕** 5.0g을 28일분 투여했다.

5월 13일 상반신의 발한이 심하고, 땀에 의해 얼굴이 가려웠다.
계지가황기탕 4.0g, **삼물황금탕** 5.0g, **십미패독탕** 5.0g을 21일분 투여했다.

6월 3일 땀은 좋아지고, 얼굴의 가려움은 소실되었다. 권태감이 있었다.
보중익기탕 5.0g, **삼물황금탕** 5.0g, **십미패독탕** 5.0g을 21일분 투여했다.
치유가 되었다.

---

61 리도멕스 — Prednisolonevalerate acetate(외용 스테로이드)
62 아즈놀 — Sodium azulene sulfonate(상처치료 및 소염제)
63 아르메타 — Alclometasone dipropionate(외용 스테로이드)
64 프로페트 — 백색바셀린
65 파인타르(Pine tar)연고
66 아타락스P — Hydroxyzine pamoate(항히스타민제)

증례 41 아토피피부염

33세 남성

현병력 7년 전에 아토피피부염이 발병했다. 전 병원에서 항알레르기제를 내복. 메사데룸[67], 아연화연고, 아즈놀[68] 등을 외용. 치과 치료를 주로 했다. 기왕력으로서 13세 때에 신장염.

현증 전신에 삼출·홍반이 산재하고 특히 손이 미치는 부위에 많고, 중앙부는 피부염을 보이지 않는다. 손바닥, 손등은 미란을 형성해 부종성 홍반이 되었다. 다리의 냉기가 심했다. 육식을 많이 한다. 말투는 신경질로 우울한 경향을 보였다. 설계사 일을 하고 있다. 178cm, 69kg.

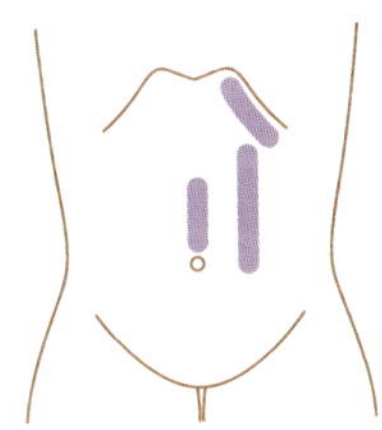

치과에서 「교합이 나쁜 탓으로 피부염이 발생하기에, 마우스피스를 사용하면 전부 낫는다」고 해서 통원하고 있었다.

복증 좌측 흉협고만, 제상압통

검사 IgE Rast HD (+++) 진드기(+++) 호산구 13.9%↑(백혈구 5200) LD 489Iu/dl↑ TC 126mg/dl↓

치료와 경과

5월 20일 **시호계지탕** 5.0g, **삼물황금탕** 5.0g, **저령탕** 5.0g, 아타락스P[69] 2캅셀을 14일분 투여했다. 자운고, 안담, 아연화 연고를 외용.

6월 2일 체간의 피부염은 거의 좋았다. 손등의 미란이 강했다.
시호계지탕 5.0g, **삼물황금탕** 5.0g, **저령탕** 5.0g, 아타락스P 2캅셀을 14일분 투여했다. 외용을 그리파스C로 변경했다.

6월 16일 삼출이 많이 사라지고 건조해졌다. 발한(++), 나른했다, 식은 땀(+).
보중익기탕 5.0g, **삼물황금탕** 5.0g, **방기황기탕** 5.0g을 14일분 투여했다.

6월 30일 **보중익기탕** 5.0g, **삼물황금탕** 5.0g, **방기황기탕** 5.0g을 14일분 투여했다. 2차 감염이 발생했다.

7월 14일 **배농산급탕** 5.0g, **인진오령산** 5.0g, **보중익기탕** 5.0g을 14일분 투여했다. 오젝스 3정 4일분을 병용.

7월 28일 손등과 아래팔부위 둘 다 감염증상은 사라졌고, 삼출도 마르게 되었다.
배농산급탕 5.0g, **인진오령산** 5.0g, **보중익기탕** 5.0g을 14일분 투여했다.

8월 11일 **배농산급탕** 5.0g, **인진오령산** 5.0g, **보중익기탕** 5.0g을 14일분 투여했다. 감염이 쉽게 발생하지 않게 되었다.

8월 25일 UV테스트 20초까지(-).
보중익기탕 5.0g, **온청음** 5.0g, **마황부자세신탕** 5.0g을 14일분 투여했다. 쉽게 피로하던 것이 좋아졌다.

9월 22일 **보중익기탕** 5.0g, **온청음** 5.0g, **마황부자세신탕** 5.0g을 14일분 투여했다.

10월 20일 UV가 약해졌으므로 마황부자세신탕을 중지했다.
온청음 5.0g, **보중익기탕** 5.0g을 14일분 투여했다. 이후, 계속 복용.

2월 17일 온청음과 보중익기탕을 계속 투여하고 있었다. 겨울에 건조성 피부염이 되었다.
온청음 5.0g, **당귀음자** 5.0g을 14일분 투여했다.

4월 11일 햇빛이 강해졌므로 그 점을 고려하여 처방했다.
마황부자세신탕 5.0g, **삼물황금탕** 5.0g을 14일분 투여했다.

4월 25일 전체적으로 거의 치료되었다.
마황부자세신탕 5.0g, **삼물황금탕** 5.0g을 14일분 투여했다.
치유되었음을 확인하고 투여를 중지했다.

---

67 메사데룸 — Dexamethasone propionate(외용 스테로이드)
68 아즈놀 — Sodium azulene sulfonate(상처치료 및 소염제)
69 아타락스P — Hydroxyzine pamoate(항히스타민제)

가을 — 건조/폐(肺)

가을의 피부와 건조

가을의 키워드는 건조. 아토피피부염에 있어서는 홍반, 태선화, 인설이 현저해지기 쉽다.

가을은 **음허**陰虛 – **진액부족**이나 **혈허**血虛에 의해 윤기 부족, 영양의 결핍을 부르는 일이 많아 그 결과 피부는 건조하다. 꺼칠꺼칠하고 가려움을 일으키는 것이다. 가려움은 봄의 항목에서 기술한 것처럼 풍風에 의해서도 생기지만, 이것에는 거풍법祛風法을 이용하고, 건조의 가려움은 **자윤**滋潤에 의해 치료한다. 만성 피부질환은 혈허가 많기 때문에, **보혈**補血이 중요하게 된다. 〈온청음〉 〈당귀음자〉 〈사물탕〉 〈맥문동탕〉 〈자음강화탕〉 〈육미환〉 등이 다용된다.

또, 가을은 신허腎虛, 비허脾虛, 폐허肺虛 등의 장부의 기능 실조를 일으키기 쉽다. 또한 간울(간기울체)은 체내에 기체(기울)나 어혈을 일으키게 한다. 기혈의 흐름이 나빠지면, 현기증, 이명 등이 일어나고 피부는 생기를 잃고 태선화를 초래하기 쉬워진다. 각각의 장부의 허虛를 보충하는 치료가 필요해 진다.

■ 병적인 건조 피부와 피부의 건강

병적인(체질적인) 건조 피부에서는 전신이 꺼칠꺼칠하게 말라 갈라지거나 하는 어린선, 그리고 알레르기를 때문에 전신이 건성의 피부가 되어 자극을 받기 쉬운 부위에 염증이 발병하는 아토피피부염이 있다. 그리고 건피증에는 건성 피부가 일광에 쬐인 부위의 일광 피부염에서 색소 침착을 일으키거나, 결국에는 기저세포암을 발생하는 것도 있다. 영양 장애에 의해 발생하는 건성 피부에는 비타민A결핍증 등이 있다.

가을이 되면 외부환경이 건조해지기 때문에, 건성의 피부는 한층 더 외부로부터의 자극을 받기 쉬워져 주의를 요한다.

피부는 연령과 함께 서서히 마르기 십상으로 노화하면 건조가 현저하게 심해진다. 피부의 윤택이란, 각질층에 적당한 수분량(약 20%라고 한다)이 포함되고 표면에 세라미드에 의한 지방막이 유지되고 있는 것이다. 그 상태일 때, 탄력이 있어 아름답게 보이게 된다. 피부의 젊음이라고 하는 것은 촉촉함이 제일이며, 체내의 수분 조절이 잘 되고 있을 때 피부가 건강한 상태라고 말할 수 있는 것이다.

■ 신(腎)의 기능과 물(水)

신腎의 대표적인 기능은 '물水의 대사를 주관하는' 것. 신기능이 쇠약해지면 피부는 말라 꺼칠꺼칠한 상태가 된다. 노인에게 흔하지만, 허약 소아에게도 보인다. 보신補腎 요법의 필요가 있다.

신腎을 돕는 것이 비위脾胃이다. 비위脾胃와 신腎은 서로 보충해 전신의 대사 전반을 조절하고 있다. 비허脾虛나 위음허胃陰虛로 비위脾胃로부터 영양이 순환되지 않으면 신腎은 물水을 처리하지 못하고, 폐는 말라(폐음허肺陰虛), 폐와 협조해 관여하고 있는 호흡 기능(피부의 방위 등도 포함한다)에 장애를 초래한다. 신의 수분 대사와 순환계나 호흡 기능을 통한 폐의 수분 대사와는 밀접하게 서로 관련되고 있다.

따라서 신腎, 비脾, 폐肺의 조화가 잘 유지되지 않으면 수분 대사가 잘 되지 않고, 체내 여기저기에 정체가 생기게 된다.

어느 아토피피부염 환아의 모친이 "꺼칠꺼칠한 게 안타까워서 보습제를 몇번이고 발라주지만, 곧바로 건조해진다."며 한탄하고 있었다. 병적으로 건조한 피부는 보습제만으로는 안된다. 이른바 건성 피부라면 윤택을 유지하게 하는 것만으로도 좋지만, 아토피는 비록 매끄럽게 되어도, 알레르기 상태가 좋아지지 않으면 가려움은 낫지 않는다는 점이 크게 다르다. 보신補腎을 하는 등, 수분을 유지하게 하는 것이 필요하다고 생각한다.

피부 장벽 기능에 관련된 처방

외부환경이 건조하고 몸의 내부에도 건조(갈증)가 생기면, 피부의 배리어 기능은 큰 영향을 받아 이상이 발생한다. 구체적으로는 각질층의 박리나 파괴가 일어나며, 보습 작용이 있고 피부를 지키는 기능을 갖는 세라미드가 없어져 자극이 보다 직접적으로 내부에 침입하는 것이다. 염증이나 물집, 심한 가려움을 일으키기 쉬워진다(⑮).

세라미드는 피부를 정상적으로 유지하는(적당한 수분을 유지한다) 역할을 취하므로, 내부로부터의 증발을 막고, 외부로부터는 필요한 수분만을 받아들이도록 되어 있다. 그 기능이 없어지면, 비정상인 건조를 초래하거나 쉽게 자극을 받아 염증을 발생시켜 물집을 일으키기도 하는 것이다.

세라미드가 없어진 상태에 대해서 윤(潤)하게 하는 방법을 취하지 않으면 안되지만, 폐肺 쪽으로부터 윤(潤)하게 하는 방법과 비위脾胃 쪽으로부터 윤(潤)하게 하는 방법, 그리고 신腎을 도와 수분대사를 활발하게 하는 방법 등이 있다. 그 경우, 신腎에 있어서 물水이 만들어져 나오는 것만으로는 안되고, 폐肺의 선산宣散작용이 충분히 기능하도록, 기를 잘 순환하게 하고 물水를 잘 운행시키는 데에 유의할 필요가 있다.

⑮ 피지 결핍증, 피지결핍성 습진

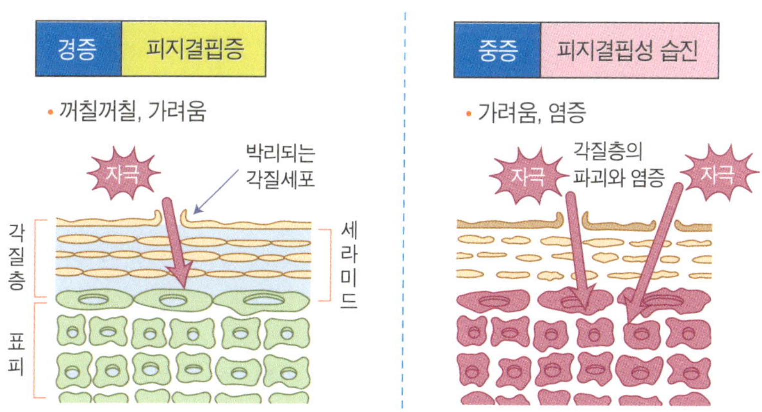

여기서 작용하는 것이 앞에 나온 자윤제滋潤劑라고 불리는 것이 된다. 폐肺 쪽으로부터 윤潤하게 하는 〈맥문동탕〉이나 〈자음강화탕〉 등, 신을 보충하면서 전신을 윤潤하게 하는 〈육미환〉 등, 그리고 위음허胃陰虛가 있으면 〈양위탕〉이나 〈익위탕〉 등을 사용한다. 또 양凉·한성寒性의 것을 피하고 온성溫性의 것을 섭취하도록 식생활을 지도한다.

또, 불필요한 습濕(수분)·수독水毒이 관련되는 피부염에는 이수제利水劑 등을 이용하고, 습濕·수독水毒을 배출해야 한다. 그렇게 하는 것으로 정상적인 진액이 적당히 생기게 되고 소염 효과를 가져온다. 〈저령탕〉이나 〈오령산〉 등의 이수제利水劑, 또 〈시령탕〉을 비롯한 각종 시호제를 이용하는 경우도 있다.

혈허血虛의 치료(보혈補血)에는 〈사물탕〉을 중심으로 한 처방을 응용한다.

하나 더, 해표제解表劑를 사용하는 경우에도 언급해 두고 싶다. 가벼운 발한으로 표피를 촉촉하게 적시는 것이다. 마황이 들어간 〈마황탕〉 〈소청룡탕〉 〈오호탕〉 〈마행감석탕〉 〈갈근탕〉, 혹은 〈계지탕〉 등이 있다.

증례 가을

증례 42 아토피피부염

21세 남성

현병력 생후 3개월에 아토피피부염이 발병했다. 전 병원에서 스테로이드제를 외용. 에바스텔, 와카데닌, 판스포린 등을 사용하고 있었다.

현증 건성 피부염으로 전신이 검붉은 느낌이다. 구진·낙설이 혼재한다.

복증 양측 복직근 긴장

치료와 경과

온청음 5.0g, **십미패독탕** 5.0g을 14일분 투여했다.

십미패독탕 5.0g, **당귀음자** 5.0g을 28일분 투여했다.

건조가 강한 가을부터 겨울에 걸쳐 피부염을 극복하고 치유되었다.

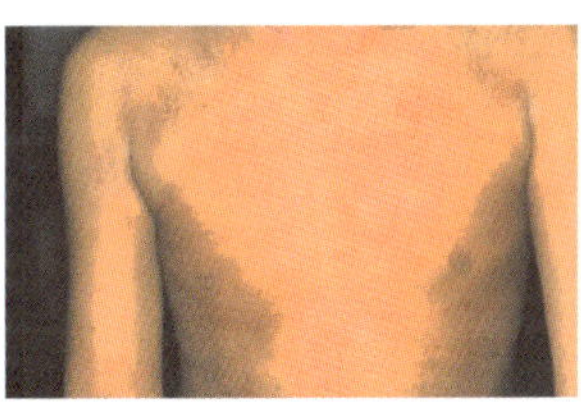

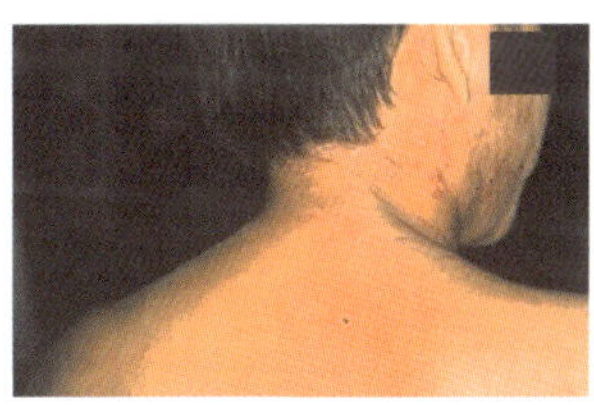

치료전

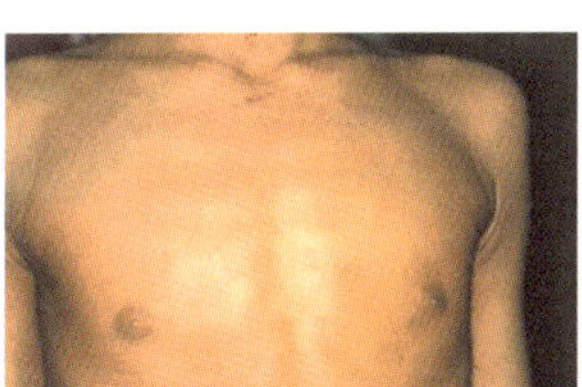

치료후

증례 43 아토피피부염

20세 여성

현병력 3세에 아토피피부염이 발병했다. 2년 전 2월부터 급성 악화되었다.

현증 홍피증으로 전신이 검붉은 피부염. 태선, 홍반, 낙설, 삼출이 혼재한다. 변비(+), 다리의 냉기(++). 무월경이 된다.

복증 제상계, 좌측 제방압통

검사 백혈구수 10.9천/ul 호산구 9.4% 림프구 16.5%
IgE Rist 18310Iu/ml 진드기(6+) HD (6+)

치료와 경과

저령탕 5.0g, **오림산** 5.0g, **도핵승기탕** 5.0g을 14일분 투여했다.
삼출이 마르고, 다리의 냉기가 없어지고 변비가 완화되었다.
저령탕 5.0g, **신이청폐탕** 5.0g, **도핵승기탕** 5.0g, **대황** 1.0g을 14일분 투여했다.
8월의 혹서를 맞이했다. 나른함을 호소했고, 피부는 까칠까칠해졌다.
계지가용골모려탕 5.0g, **당귀음자** 5.0g을 28일분 투여했다.
가을이 되어 갈증이 늘었다. 생리가 약간 빨라지고, 우울경향이 있었다.
억간산가진피반하 5.0g, **당귀음자** 5.0g을 14일분 투여했다.
피부는 매끄럽게 되었지만, 기분이 가라앉고 미열 37.5℃가 계속되었다.
시호계지탕 5.0g, **억간산가진피반하** 5.0g, **대황** 1.0g을 28일분 투여했다.
이제 가을이 지나 겨울이 되었다. 같은 처방을 계속 투여했다.
4월이 되어 피부는 치유 상태가 되었지만, 색소 침착이 있었다.
온청음 5.0g, **억간산가진피반하** 5.0g을 28일분 투여했다.
전체적으로 치유되었다.

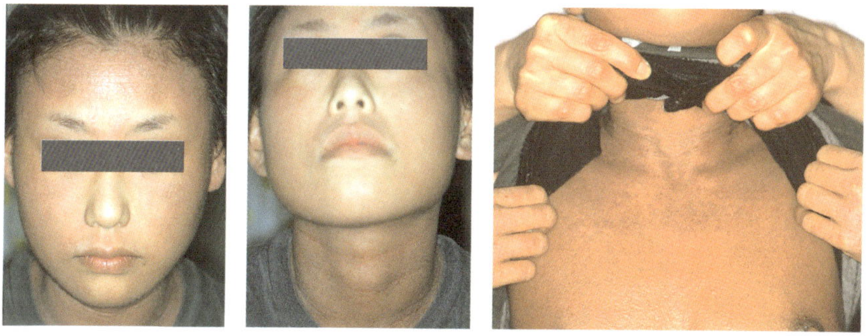

치료전

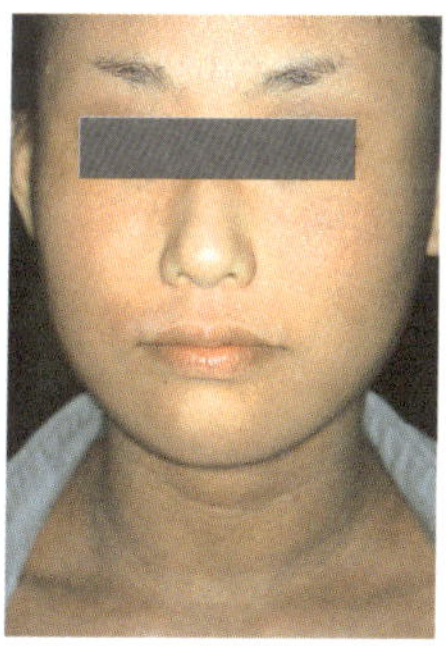

1개월 후

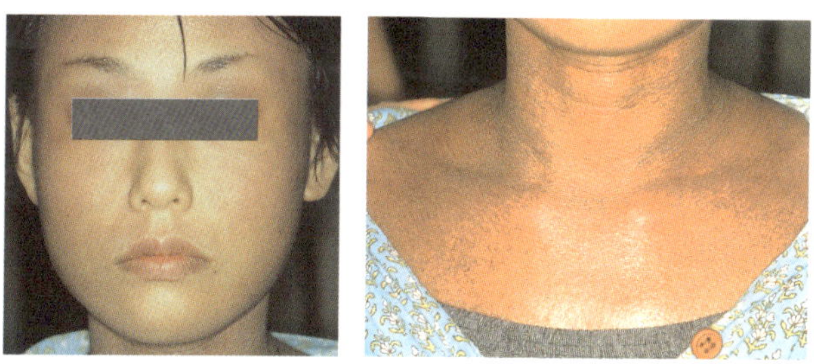

2개월 후

증례 44 아토피피부염, 홍피증 이차감염

29세 남성

현병력 0세에 아토피피부염이 발병해 여러 가지 치료를 하고 있었다.

현증 홍피증으로 2차 감염에 의한 삼출이 있다. 가려움으로 잘 수 없다. 간호복지사(요양보호사)일을 하고 있다.

복증 흉협고만, 복직근 긴장, 제상계

설증 습濕, 홍紅. 백태白苔.

치료와 경과

신이청폐탕 5.0g, **저령탕** 5.0g, **삼물황금탕** 5.0g을 14일분 투여했다.

가슴앓이(+), 위트림(+), 구역(+). 삼출은 완화되었다.

반하사심탕 5.0g, **방기황기탕** 5.0g, **온청음** 5.0g을 14일분 투여했다.

삼출은 마르고, 꺼칠꺼칠한 상태와 홍반만 남았다.

반하사심탕 5.0g, **방기황기탕** 5.0g, **온청음** 5.0g을 14일분 투여했다.

발한 테스트를 실시했는데, 자율신경불안증 있음, 손발바닥 다한증(+).

사역산 5.0g, **당귀음자** 5.0g을 28일분 투여했다.

위장의 불편감 호소.

계지가용골모려탕 5.0g, **당귀음자** 5.0g을 28일분 투여했다.

거의 치료되었다.

자율신경 긴장이 나타난 것은 표면의 홍피증이 조금 호전되고 나서였다. 초기는 표피의 치료를 주로 했다. 표증表證이 없어지면 본래의 체질이 나타날 때가 많다.

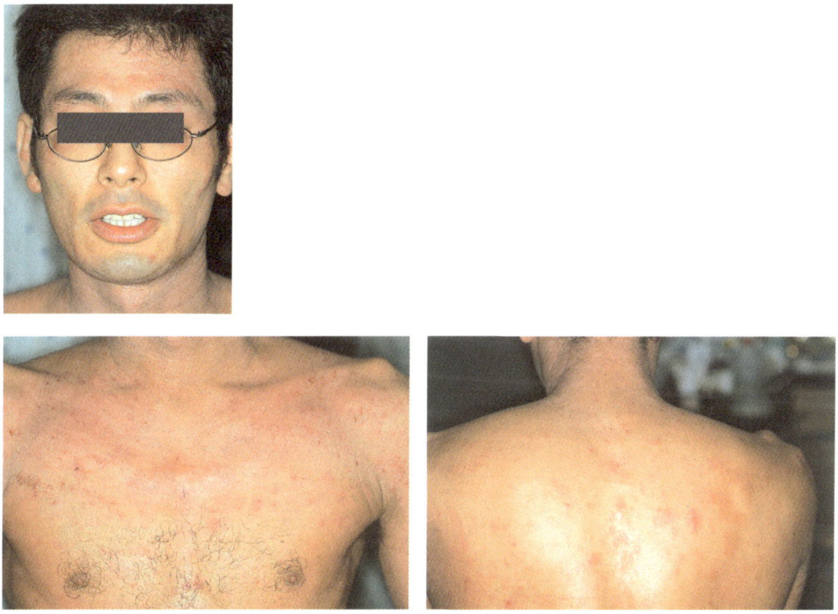

치료전

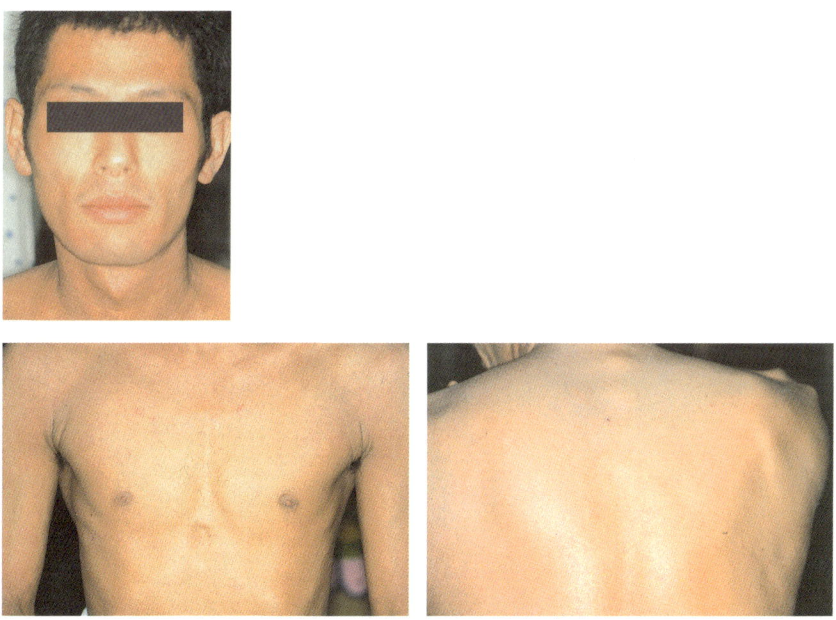

치료후

증례 45 아토피피부염

25세 여성

현병력 5년 전에 아토피피부염이 발병했다. 전 병원에서 마이더연고[70] 등 스테로이드제를 사용, 또한 항히스타민제, 항알레르기제를 복용하고 있었다. 기왕력으로서 이하선염이 있다.

현증 전신에 홍반. 일부태선 및 홍피증, 부종이 있다. 손발에 소수포가 있다. 변비(+). 다리의 냉기(+). 월경은 정상적이지만 통증이 심하다.

설증 습濕, 홍紅. 박백태薄白苔.

치료와 경과

7월 5일 **저령탕** 5.0g, **도핵승기탕** 5.0g, **삼물황금탕** 5.0g을 14일분 투여했다.

7월 23일 소수포가 손발에 증가했다.
오령산 5.0g, **삼물황금탕** 5.0g, **신이청폐탕** 5.0g을 28일분 투여했다.

9월 2일 월경통이 없어졌지만 소변량이 적었다. 전신의 화끈거림(+), 상반신 · 상지 · 얼굴은 좋았다. 하반신에 홍반·부종, 불면이 계속되었다.
억간산가진피반하 5.0g, **저령탕** 5.0g, **용담사간탕** 5.0g, 와이팍스[71] 1정을 14일분 투여했다.

9월 16일 수포는 마르고, 일부에 태선이 남았다. **억간산가진피반하** 5.0g, **저령탕** 5.0g, **용담사간탕** 5.0g을 14일분 투여했다.

10월 1일 전신이 건조 기색이 되었다. 식은 땀과 나른함이 있었다.
보중익기탕 5.0g, **저령탕** 5.0g, **용담사간탕** 5.0g을 14일분 투여했다.

10월 16일 전체적으로 좋았다.
온청음 7.5g, **당귀음자** 7.5g을 14일분 투여했다.

10월 30일 동처방을 14일분 투여했다.

11월 13일 동처방을 14일분 투여했다. 증상이 관해되었다. 휴직중이던 회사에 출근해도 좋다고 알렸다.

70 마이더연고 — Difluprednate(외용 스테로이드)
71 와이팍스 — Lorazepam(신경안정제)

겨울 — 한랭/신(腎)

겨울의 피부와 냉기

겨울의 키워드는 한랭.

추운 환경하에서는 피부의 혈관이 수축해서 몸의 열을 놓치지 않도록 조절하고 있다. 그 때문에 피부의 기능은 저하되고 땀이나 피지의 분비도 줄어드는 경향으로 인해 마르게 되는 일도 많다. 가을부터 계속되는 건조가 더욱 악영향을 가져오는 것이다.

날씨가 추워질수록 곰팡이가 섞인 집먼지가 활개치는 밀폐된 방 안에서 보내는 생활 빈도수가 늘면서, 공기건조와 더불어 피부는 메마르게 되고 알레르겐에 의해 가려워지기도 한다. 이러한 환경하에서 피부를 지키려면 내부의 기혈수의 순환이나 오장을 주시하며, 외부로부터 들어오는 냉기를 조심하지 않으면 안 된다.

아토피피부염에 있어서는 한랭에 의한 악화가 보이는 일도 많다. 냉기 때문에 기혈수의 순환이 나빠지고 중요한 에너지가 피부에 돌지 않게 된다. 비위脾胃에 냉기가 있으면 물을 폐로 보내지 못하고, 폐肺로부터 윤택이 피부에 돌지 않고, 피부는 고조枯燥되어 버린다. 상열하한上熱下寒이나 표열리한表熱裏寒 등, **한**寒－**냉기**가 관여하는 예는 매우 많아 냉기를 제거하는 시점이 필요하다. 그 경우에, 다리부터 따뜻하게 할지, 어느 장부부터 따뜻하게 할지는 케이스에 따라서 다르고, 사용 처방도 때에 따라 바뀌게 되므로, 그 감별과 판단이 극히 중요하게 된다.

현대 의학에 있어서는 '냉기' 는 그다지 문제가 되지 않지만, 동양 의학에서는 '한寒' 인가 '열熱' 인가는 진단상 극히 중요한 지표(증후)이다. **한증**寒證(냉기)은 육음六淫 중 한사寒邪(한랭자극)에 의해 발생하는 것으로 여겨진다. 그것이 내인內因의 한寒(내한內寒)에 반응하여 아토피피부염을 한층 더 악화시킨다.

또, 한증寒證은 음증陰證이나 허증虛證과도 관련하고 있어 기혈수나 오장육부 모두 상관한다. 냉증이 억울(기체·기울)을 유발하는 것에도 유의해야 한다.

냉증이 몸의 안쪽인 기혈수나 오장육부의 기능 실조의 현상으로서 일어났을 경우는 아토피피부염의 치료에 있어서도, 냉기에 중점을 둔 근본적인 병인의 치료(본치本治)가 필요하다.

오장이 차가워지면, 방광염, 월경통, 월경곤란증, 자궁내막증, 자궁근종, 과민성장염, 위트림, 식욕부진 등 다양한 질환 · 증상으로서 나타나지만, 일상적인 레벨에서의 자각적인 냉기의 경우는 가장 차가워지기 쉬운 손발에서부터 시작하는 일이 흔하다.

수족궐한手足厥寒 – 손발이 춥다.

수족궐랭手足厥冷 – 손발이 차갑다. 손끝 → 손목, 발목에 이른다.

수족궐역手足厥逆 – 손발이 몹시 차갑다. 수족 → 사지에 이른다.

등의 모습으로 나타난다.

특히 겨울에 발이 차가워지면, 그때에는 얼굴이 상기되어 붉어지고, 발의 화끈거림이 출현해 가려워진다. 이른바 **상열하한上熱下寒** 상태이다. 그것을 시작으로 실로 다양한 증상이 나타난다(⑯). 일일이 열거하기에는 너무 많다. 본원에서는 발을 따뜻하게 하는 기계(인브레이스EB-III 등)를 이용해 치료를 하고 있는데, 겨울철은 대성황이다. 이 기계를 이용하면, 발, 허리부터 하반신이 따뜻해질 뿐만이 아니고, 얼굴의 붉은기가 없어진다. 이른바 두한족열頭寒足熱 상태로 이끌고 가는 것이다. 환자에게도 이것을 충분히 자각시켜 일상생활에서의 관리를 소홀히 하지 않도록 지도하는 것이 중요하다고 생각한 있다.

⑯ 上熱下寒

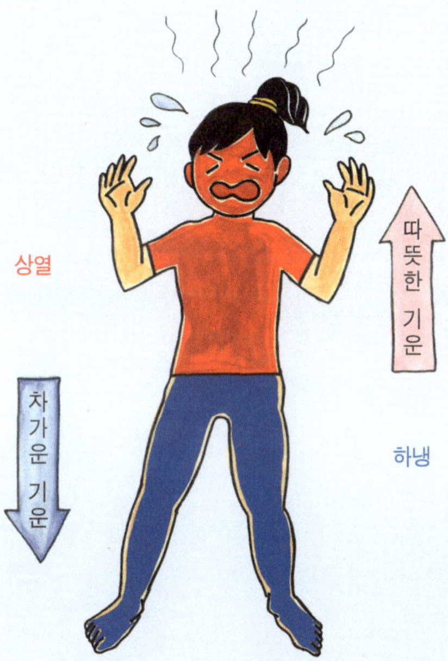

● **상열 - 뜨겁다, 땀 뚝뚝, 붉다.**
붉은 얼굴, 눈의 충혈, 코막힘, 구내염, 어깨결림, 가슴앓이, 목의 갈증, 자주 마신다, 기립현기증, 현기증 등

● **냉기**
손발의 냉기, 관절통, 변비, 치질, 설사, 요통, 야간뇨, 발의 화끈거림, 방광염, 레이노, 음부 습진, 월경불순, 생리통, 부종, 대하, 한랭두통, 한산통, 한리寒痢, 야뇨증, 월경불순, 불임증, 월경통, 냉방병 등

치료 - 두한족열

■ 냉증의 한방 치료

냉기와 오장의 관계를 생각할 때, 문제가 되는 것은 간肝, 비脾, 신腎으로, 심心과 폐肺는 들지 않는다. 심心과 폐肺는 그다지 차가워지지 않는 장臟이며, 냉기로부터는 일단 제외하고 생각해도 좋다.

냉기의 시점에서의 한방 치료의 실제를 이하에 간단하게 정리해 보도록 하겠다.

장딴지경련 등을 일으키는 혈허血虛에 의한 냉기에는 〈작약감초탕〉 등을, 하반신의 냉기에는 〈오적산〉 〈영강출감탕〉 〈팔미환〉 등을, 냉기에서 오는 방광염에는 〈저령탕합사물탕〉 등을, 냉기에서 오는 과민성 장염에는 따뜻하게 하기 위해서 〈당귀건중탕〉 〈소건중탕〉 〈황기건중탕〉 등, 비위脾胃의 냉기에는 〈육군자탕〉 〈억간산가진피반하〉 등을, 더욱 냉기가 더해져 신腎의 문제가 생기면 〈진무탕〉 등을 이용한다.

⑰ 냉증의 한방 치료

전신의 혈행血行을 좋게 한다
〈당귀작약산〉
〈당귀사역가오수유생강탕〉
어혈을 제거한다
〈계지복령환〉〈도핵승기탕〉
〈온경탕〉〈가미소요산〉
하반신의 냉기
〈오적산〉〈영강출감탕〉
혈허血虛에 의한 냉기
〈작약감초탕〉
방광염
〈저령탕합사물탕〉

과민성 장염
〈당귀건중탕〉〈소건중탕〉
〈황기건중탕〉
노화에 의한 요통 · 야간뇨
〈팔미환〉〈우차신기환〉〈진무탕〉
통증
〈안중산〉
따뜻하게 하여 체력 증강
〈인삼탕〉〈보중익기탕〉
〈사군자탕〉

또, 전신의 혈행血行을 좋게 하는 것으로 냉기를 개선하는 데는 〈당귀작약산〉〈당귀사역가오수유생강탕〉 등, 어혈瘀血이 관련된 것에는 〈계지복령환〉〈도핵승기탕〉 등의 구어혈제驅瘀血劑나 〈가미소요산〉〈온경탕〉, 변비가 있으면 〈통도산〉 등을, 노화에 의한 요통이나 야간뇨에는 〈팔미환〉〈우차신기환〉〈진무탕〉 등을, 따뜻하게 하여 체력 증강을 꾀하는데는 〈인삼탕〉〈사군자탕〉〈보중익기탕〉 등을 이용한다.

냉기에서 오는 위장통증도 있는데 여기에는 〈안중산〉 등을, 또한 심한 냉기로 일어나는 현기증에는 〈조등산〉 등을 이용하는 일이 있다.

증례 겨울

증례 46 아토피피부염

24세 여성

현병력 0세에 아토피피부염이 발병했다. 천식이 있어 스테로이드제를 사용하고 싶지 않아, 8월에 내원하였다. 가족에게 알레르기는 없었다.

현증 전신의 피부는 검붉고, 비후하여 딱딱해지고 있다. 태선苔癬, 구진이 혼재하고 목주위·앞가슴에 현저. 상열하한上熱下寒의 경향이 있다. 저녁식사로 육식·튀김을 주로 즐긴다. 단 것을 좋아한다. 야채·콩·생선을 싫어한다. 취침시간은 새벽 1시 30분.

목갈증(+), 땀(++). 소변 1일 5~6회. 다리의 냉기(+), 식은 땀(+), 변비(-), 월경 순조. 상부에도 냉기가 있다. 따뜻하게 하기 위해서 인브레이스 EB-III를 매회 실시했다. 따뜻해졌다.

복증 심하비(경도), 하복부압통

치료와 경과

초진. **저령탕** 5.0g, **삼물황금탕** 5.0g, **신이청폐탕** 5.0g, 에바스텔[72] 10mg 1정을 14일분 투여했다. 외용약은 파인타르 아연화연고[73], 피옥타닌 아연화연고[74], 바셀린+요소연고[75]+파인타르[76]를 사용.

2진. 전체가 부드러워지고 가려움은 편해졌지만, 땀을 흘리면 가려웠다.

계지가용골모려탕 4.0g, **월비가출탕** 5.0g을 14일분 투여했다. 에바스텔은 상태가 나빠진다고 해서 중지했다.

3진, 4진은 위와 같은 처방으로 했다.

5진. **마황부자세신탕** 5.0g, **삼물황금탕** 5.0g, **신이청폐탕** 5.0g을 14일분 투여했다. 냉기와 식은 땀은 조금 호전, 다리의 냉기도 좋아졌다.

6진. **보중익기탕** 5.0g, **삼물황금탕** 5.0g, **신이청폐탕** 5.0g을 투여했다. 동처방을 계속. 3개월 복용했다.

서모그라피로 보아, 다리의 냉기가 없어지면 상반신의 붉은기는 감소하는 것을 잘 알 수 있었다.

초여름이 되어 더위로 악화. 여름이 되어 땀(+).

방기황기탕 5.0g, **삼물황금탕** 5.0g, **신이청폐탕** 5.0g로 했다.

전신에 땀과 권태감 있음.

계지가용골모려탕 5.0g, **형개연교탕** 5.0g, **보중익기탕** 5.0g로 했다.

치유가 되었다

• 인브레이스EB-III에 의한 치료(1회째)

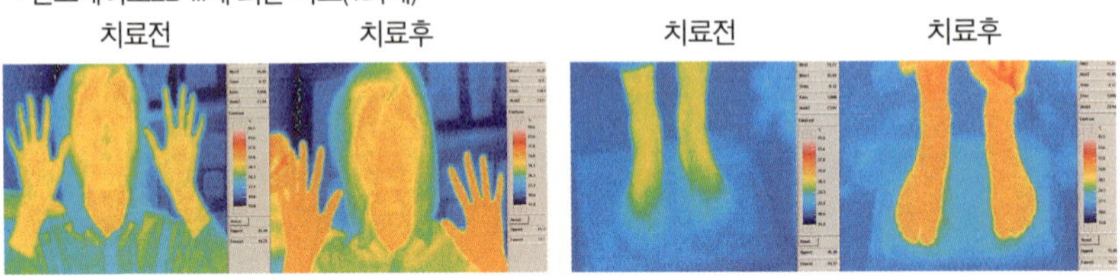

• 인브레이스EB-III에 의한 치료(2회째)

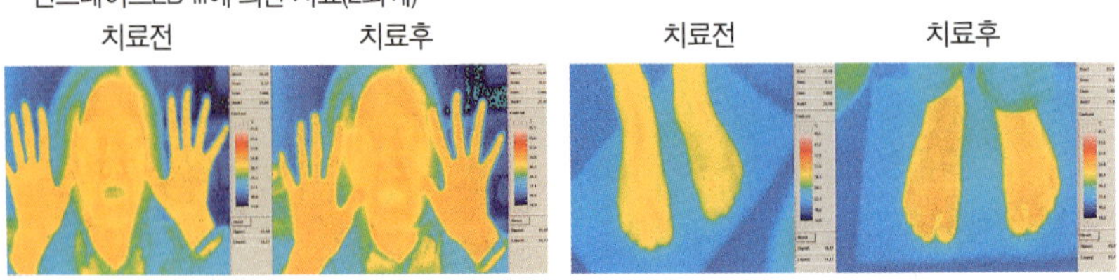

72 에바스텔 — Ebastine(항히스타민제)
73 파인타르(Pine tar) 아연화연고
74 피옥타닌 아연화연고
75 바셀린+요소연고 — *
76 파인타르(Pine tar) — 소나무추출물

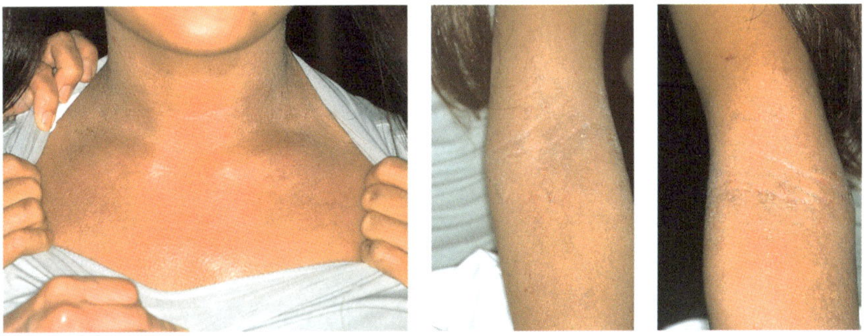

치료전

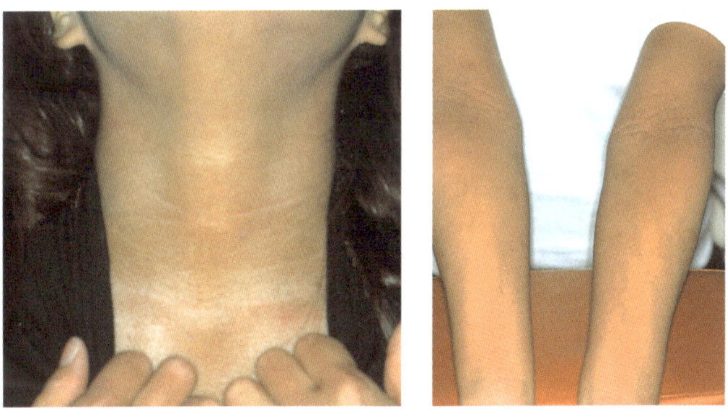

치료후

증례 47 아토피피부염, 전신홍피증

24세 여성

현병력 아토피피부염이 16세부터 악화를 보였다. 출산 1년 3개월 전, 3개월 전 시기에 악화되었다. 모유 수유중. 전신삼출성 피부염으로 입원했다. 십전대보탕, 소풍산은 3개월을 내복하고도 효과 없었다. 자디텐, 포라라민, 알레록크를 내복. 같이 내복한 억간산가진피반하가 효과가 좋았다고 했다. 안테베이트, 다이아코트, 킨다베이트, 마이더, 스테로이드, 안담을 외용하고 있었다. 기왕력으로서 천식, 알레르기비염, 두드러기, 편도염, 중이염이 있었다.

현증 전신홍피증이 보이고 여러 곳에 삼출이 있다. 붉은 구진, 양진이 혼재하고 가려움 때문에 우울경향이다. 아이가 있기 때문에 밤에 자지 못하고, 가려움이 심하다. 상열하냉上熱下冷도 심하다. 변비(+), 다리의 냉기(++), 월경은 순조(4일간 있음).

복증 제상과 좌측제방에 계悸(++)

설증 박백태薄白苔

검사 백혈구 7.4천/ul 적혈구 4.52백만/ul 호중구 59.97% 림프구 15.7% 호산구 17.57% IgE Rist 14115Iu/ml 칸디다(++++)

UA 6.0mg/dl↑ CRP 0.37℃ 콜레스테롤 에스테르 3.32↑

치료와 경과

초진. **계지가용골모려** 5.0g, **복령사역탕**, 사프란[77] 0.3g을 14일분 투여했다.

재진. 족랭(+), 복령사역탕을 복용하면 가려워지기 때문에 중지.

저령탕 7.5g, **오림산** 7.5g, 사프란 0.3g을 7일분 투여했다.

2진. 아이가 열이 나서 일을 쉬었다. 화끈거림이 강하고, 전신 권태감이 있었다. 소변 1일 5회.

백호가인삼탕 7.5g, **청서익기탕** 7.5g을 14일분 투여했다.

4진. 화끈거림이 없어져 잘 수 있게 되었다, 손등 · 발등에 홍반, 태선(++), 체간은 피부염이 남고, 상부는 조금 호전됐다. 하지에 부종을 보였다.

인진오령산 5.0g, **형개연교탕** 5.0g을 28일분 투여했다.

5진. 부종이 조금 호전됐다. 겨울이 되어 다리의 냉기(+).

온청음 5.0g, **십미패독탕** 5.0g, **당귀사역가오수유생강탕** 5.0g을 2개월분 투여했다.

6진 이후. 봄이 되어 냉기는 많이 좋아졌다. 서모그라피로 보면, 발을 따뜻하게 한 후에는 얼굴 · 상부의 붉은기는 감소했다.

온청음 5.0g, **십미패독탕** 5.0g으로 전체적으로 좋아졌다.

외용은 파인타르 아연화연고[78], 바셀린요소연고[79], 히르도이드[80] 혼합을 건조한 부위와 피부증상이 없는 부위에 사용. 전신이 거의 치유되었다.

출산후, 육아와 일로 과중한 노동으로 인해 과로에 못이겨 우울경향이 된다. 피부 증상에는 무엇을 사용해도 좀처럼 효과가 없었는데, 상열하냉上熱下冷의 냉기를 제거하고 환자가 호소하는 증상을 잘 들어주니 우울경향은 사라지고 피부염도 좋아졌다.

여성은 월경시나 출산후, 혹은 육아의 기간 중, 특히 핵가족에서는 초조해지기 쉽고, 발끈하고 잘 흥분하며, 또한 다리의 냉기와 기역氣逆이 심해지기 쉽다(상열하냉). 다리의 냉기가 없어지면, 상열上熱증상이 사라진다. 심신 양면으로부터의 치료가 필요하다.

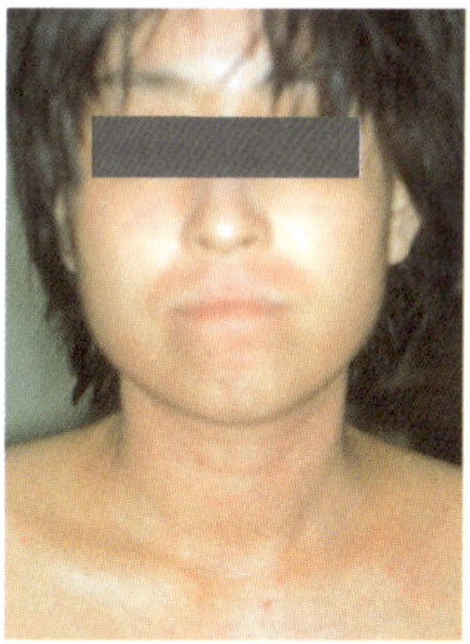

치료전

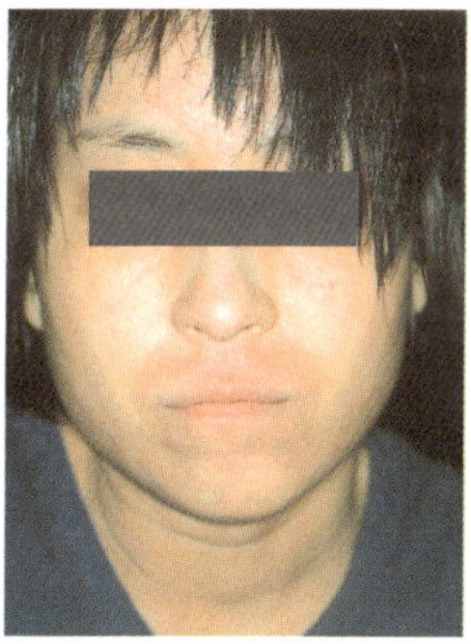

2주일 후

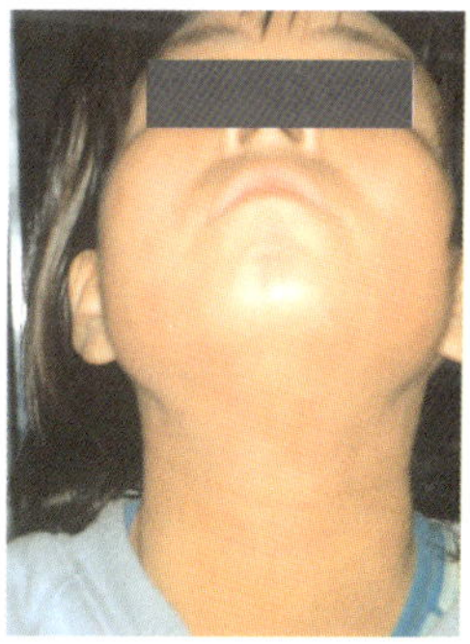

1개월 후

• 인브레이스EB-III에 의한 치료

치료전 치료후 치료전 치료후

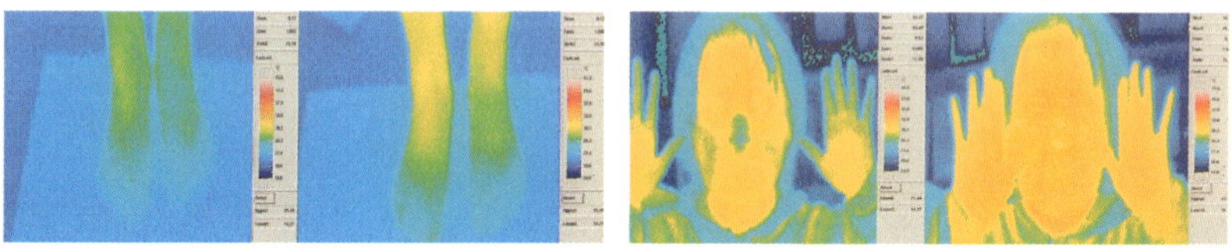

77 사프란 — 사프란(식물)
78 파인타르(Pine tar) 아연화연고
79 바셀린 요소연고
80 히르도이드 — Heparinoid(국소혈전용해제)

증례 48 아토피피부염, 전신홍피증

26세 남성

현병력 4, 5세에 아토피피부염이 발병했다. 전 병원에서 알레로크[81], 알레지온[82], 아이피디[83], 황련해독탕을 내복. 린데론VG[84], 프로페트[85]를 외용. 기왕력으로서 천식, 비염, 중이염이 있었다. 또 감기에 잘 걸리고, 위장 허약한 편이다.

현증 전신에 홍반과 구진이 보인다. 특히 상부체간상지 사지관절, 얼굴에 삼출과 홍반이 현저하고 가려움이 심하다.

복증 제상계, 흉협고만, 우측 복직근 윗부분 긴장

설증 습홍濕紅, 어瘀. 정맥靜脈(+)

맥증 활滑

검사 혈소판 10.1만/ul 백혈구 6.3천/ul 분획호산구 14.3%↑
림프구 19.2%↓ IgE Rist 8870Iu/ml IgE Rast 진드기(6+) HD (6+) 삼나무(+++) TC 149mg/dl↓ LD 329Iu/dl↑

치료와 경과

초진 12월. **사역산** 5.0g, **신이청폐탕** 5.0g, **저령탕** 5.0g, 에바스텔[86] 10mg 1정을 14일분 투여했다.

홍반, 부종, 삼출은 완화되었다. 건조경향이 되었다.

사역산 5.0g, **당귀음자** 5.0g을 2개월분 투여했다.

2개월 후, 하지에 피진이 남았다.

사역산 5.0g, **용담사간탕** 5.0g, **신이청폐탕** 5.0g을 28일분 투여했다.

치유가 되었다.

발한 테스트

		치료전		치료후	
		스트레스전	스트레스후	스트레스전	스트레스후
발한량	오른손	49.2%	65.9%	65.1%	51.7%
	왼손	48.1%	68.8%	65.3%	51.9%
	오른발	44.7%	65.9%	31.8%	30.7%
	왼발	48.2%	48.8%	35.0%	34.8%

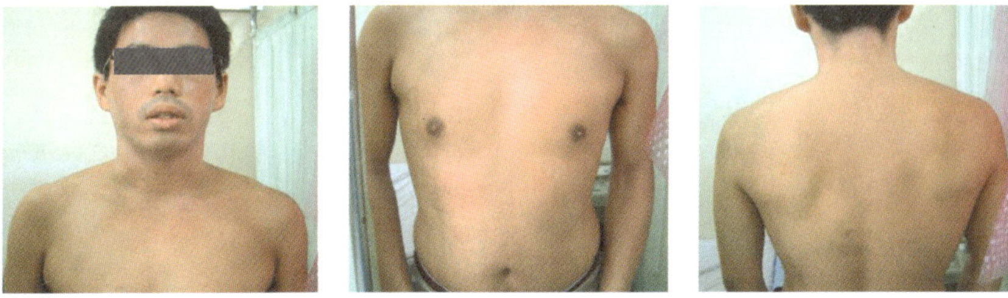

치료전

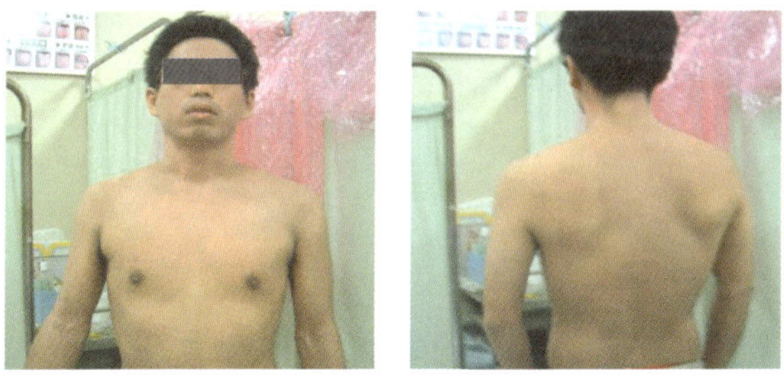

3개월 보름 경과 후

81 알레로크 — Olopatadine hydrochloride(항히스타민제)
82 알레지온 — Epinastine hydrochloride(항히스타민제)
83 아이피디 — Suplatast tosilate(항알레르기제)
84 린데론VG
85 프로페트 — 백색바셀린
86 에바스텔 — Ebastine(항히스타민제)

증례 49 아토피피부염

45세 여성

현병력 19세에 아토피피부염이 발병했다. 전 병원에서 세레스타민[87], 에바스텔[88], 포라라민[89], 아타락스P[90]를 내복. 스테로이드제 여러 종류를 외용(강 → 약 → 강)하고 있었지만 전혀 효과가 없어 방법이 없다고 들었다. 검사상 알레르기 등 모두 이상 없음이라고 했다.

현증 초조가 강하고, 월경시에 우울경향이 된다. 일은 방치상태로 의욕이 없다고 한다. 다리의 냉기(+), 변비(+). SDS 50으로 정신증상이 보이고 breath max(자율신경훈련)을 시행.

복증 우측 흉협고만, 제상계, 양측 제방압통

설증 자홍색(어혈). 정맥(±)

치료와 경과

가미소요산 5.0g, **황련해독탕** 5.0g, **소풍산** 5.0g을 14일분 투여했다.

내복 2일 후에는 몸이 가벼워지고 갑자기 의욕이 생겼다고 했다.

14일 후, SDS 26이 되었다. 자율신경훈련 프로그램이 진행되었다.

동처방을 40일분 투여했다.

치유되었음을 확인하였다.

87 세레스타민 — Betamethasone/d-chlorpheniramine maleate(진해거담제)
88 에바스텔 — Ebastine(항히스타민제)
89 포라라민 — D-chlorpheniramine maleate(진해거담제)
90 아타락스P — Hydroxyzine pamoate(항히스타민제)

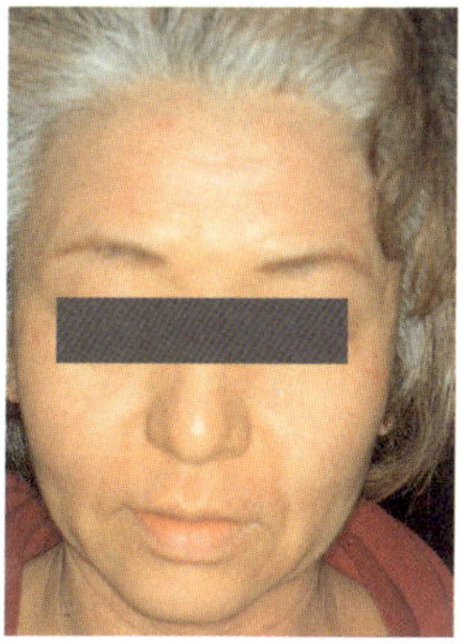

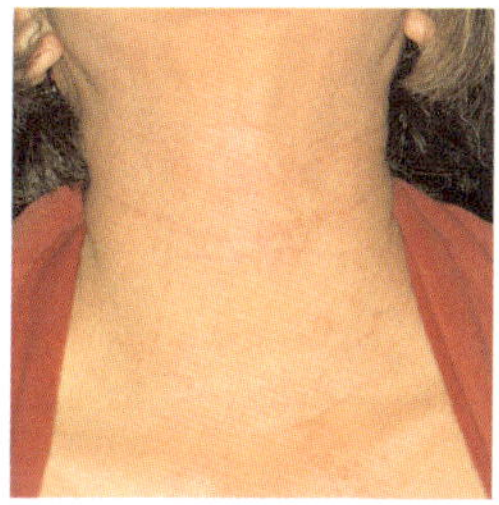

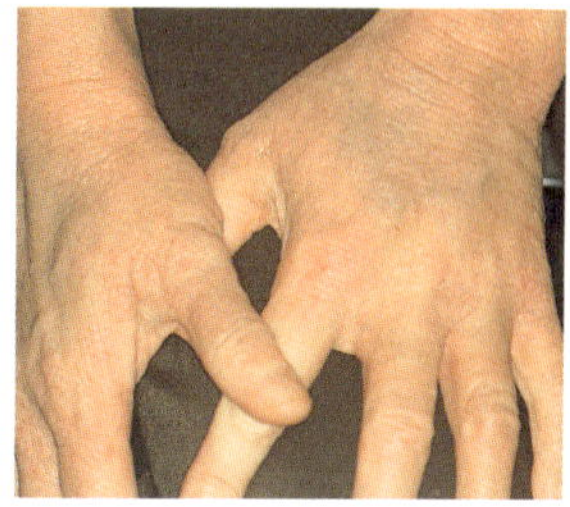

1주일 후

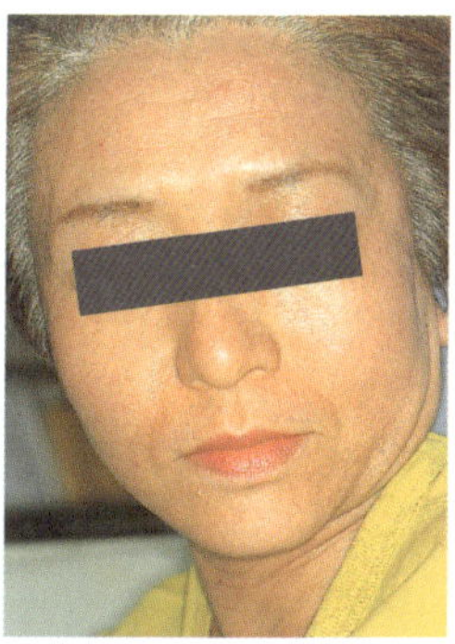

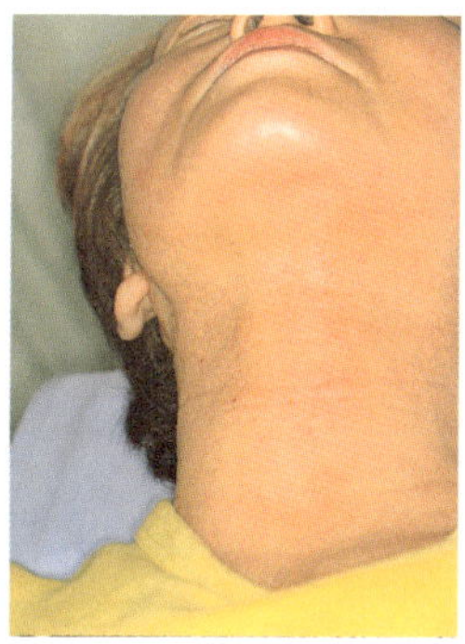

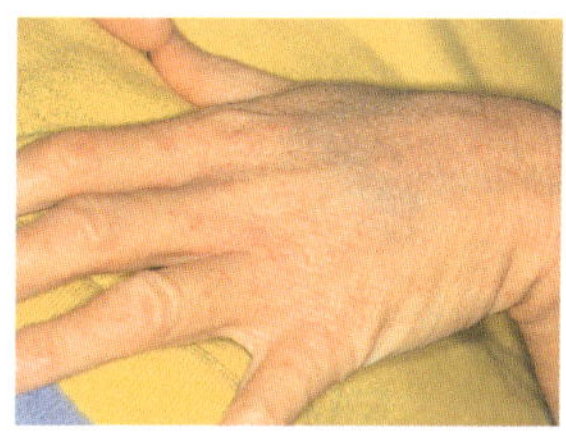

2주일 후

증례 50 아토피피부염

49세 남성

현병력 2개월 전 8월에 스테로이드제 외용을 중지. 1년에 걸쳐 전신에 발라 사용하고 있었다. 그 후 현상태가 되었다. 가끔이지만 심한 경우엔 텍스메텐[91]을 바르고 있었다. 셀텍트[92], 미노마이신[93] 등을 내복하고 있었다. 기왕력으로서 백내장, 망막 박리가 있었다.

현증 전신 홍반, 일부 부종, 태선이 보인다. 유아기부터 위장 허약. 갈증(+), 자주 마신다. 소변이 잦다. 변비(-). 다리의 냉기가 있고 특히 하퇴부에 현저. 자율신경 긴장에 의한 발한 있음. 혈압 142/98.

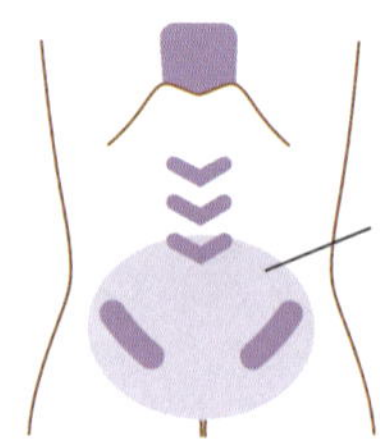

복증 제상계, 심하비

설증 백태白苔

치료와 경과

습열과 혈허를 목표로 치료를 진행시켰다.

10월 1일 **저령탕** 7.5g, **오림산** 7.5g을 14일분 투여했다. 20% 파인타르 아연화연고[94], 피옥타닌[95]을 발랐다. 혈압 135/80.

10월 15일 홍반, 부종이 없어지고 건성 피부가 되었다. 식은 땀(+). 변이 가늘었다. **계지가용골모려탕** 5.0g, **마행감석탕** 5.0g, **우차신기환** 5.0g을 14일분 투여했다.

계지가용골모려탕…땀과 표피를 강하게 한다. 계지로 신기腎氣를 표면으로 들어올린다. 복부의 계悸가 있을 때에 이용한다.

마행감석탕…허열의 청열제.

우차신기환…다리의 냉기, 빈뇨, 신허에 대응.

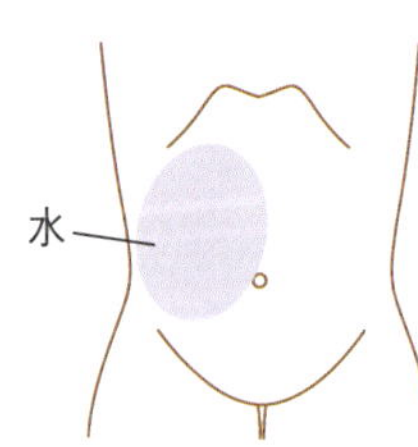

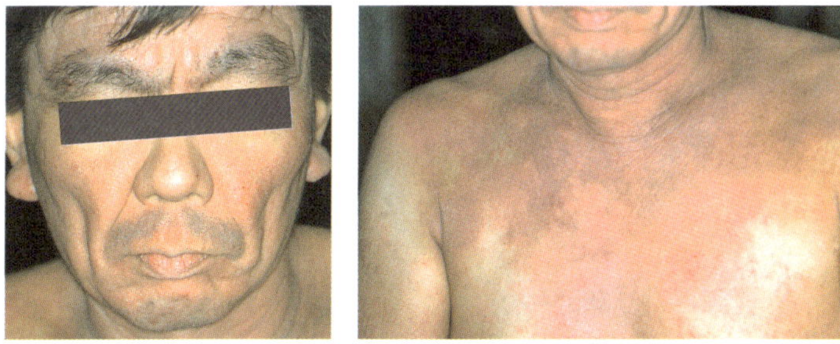

치료전

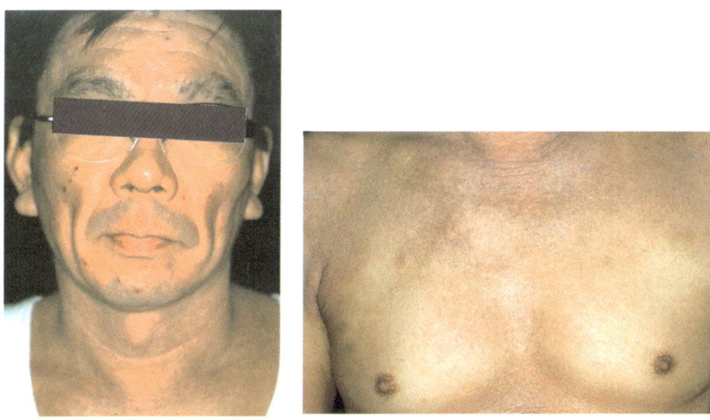

2주일 후

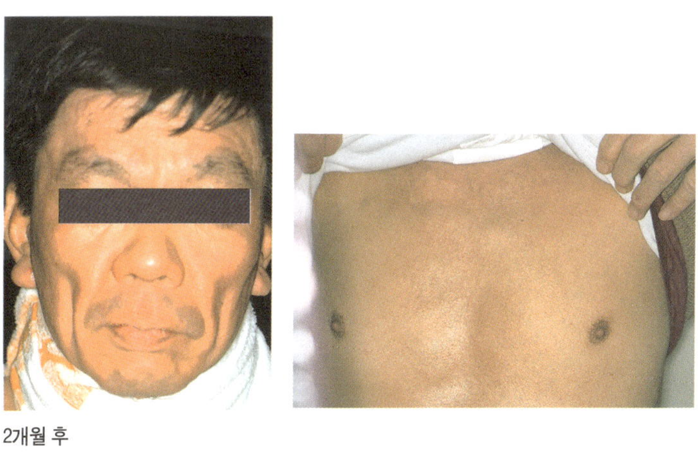

2개월 후

2월 5일 4개월 후. 위부 진수음, 트림이 있었다. 사지에 태선이 조금 남았다.
안면의 홍반은 좋았다. 냉기가 강했다.
육군자탕 7.5g, **용담사간탕** 9.0g을 28일분 투여했다.
복령사역탕을 28일분 투여했다.
습, 냉기가 없어지고 피부는 매끄럽게 되었다.

다음 해 1월 일단 거의 치료가 되었지만, 겨울이 되어 다시 냉기(++).
전체의 건조도 보였다. 묽은 변, 설사가 있었다.
진무탕 5.0g, **인삼탕** 5.0g을 2개월분 투여했다.
묽은 변과 설사는 완화되었다. 냉기는 강했다.
복령사역탕을 2개월분 투여했다.
손 · 발바닥 다한이 현저해졌다. 구갈, 땀, 화끈거림이 있었다.
사역산 5.0g, **백호가인삼탕** 5.0g을 2개월분 투여했다.
냉기는 없어지고 제반 증상은 경쾌되었다.
치유가 되었다.

---

91 텍스메텐 — diflucortolone valerate(외용 스테로이드)
92 셀텍트 — Oxatomide(항히스타민제)
93 미노마이신 — Minocycline hydrochloride(테트라사이클린계 항생제)
94 파인타르(Pine tar) 아연화연고
95 피옥타닌 — Methylrosanilinium Chloride(살균제)

부록
생활지도에 대하여

메디케어와 셀프케어

아토피 피부염을 완전히 치료하기 위해서는 오직 의사 힘만으로는 불충분하다고 생각된다. 왜냐하면, 이 피부염은 약만으로 낫는 것이 결코 아니다. 식생활을 비롯한 일상생활을 올바른 것으로 바꾸는 것에 의해 치유에 이르는 방향성을 보인다. 필자는 언제나 메디케어가 반, 그리고 셀프케어가 반이라고 말하고 있다. 따라서, 환자자신은 물론이고 가족의 도움이 꼭 필요하다. 쌍방의 협력이야말로 최선의 치료법이라고 생각하고 있다.

아토피 환아의 부모는 가정에서 주의 깊게 관찰한 결과를 의사에 이야기하고 지시받은 대로 생활을 바꾸는 노력을 게을리해서는 안된다. 부모가 보살피지 않으면 아이의 아토피는 낫지 않게 되고, 의사는 보호자(또는 환자본인)를 그렇게 하도록 만들 필요가 있다.

아토피피부염은 정신적인 문제도 제법 관련된다. 아이의 아토피에 고민하고 예민해져 있는 부모에게는 예를 들면 정신안정작용이 있는 억간산이나 감맥대조탕 등, 또 시호계지건강탕이나 육군자탕, 또한 냉기가 있으면 사역산 등을 복용하게 하는 경우도 있다. 부모가 안정되면 아이 또한 확실히 안정된다.

어린 아이에게 있어 부모는 세상의 본보기이며 하루종일 부모의 안색을 마주하고 있기에, 부모에게 신경 증상이 있으면, 따라서 아이의 아토피도 악화된다. 그러므로 아이만큼이나 보호자인 부모의 냉증이라든가 충분한 수면 등, 부모부터 치료해 나가는 방향도 나란히 고려해야 한다. 부모는 아이의 아토피로 너무 신경쓰고 우선 그 자체가 스트레스가 되어 아이의 아토피를 악화시키고 있다고 하는 현실을 잘 이해하고 있지 못하다. 강조컨대 부모를 납득시켜서, 말하자면 아이를 스트레스로부터 풀어놓아 주는 것이 치료에 있어 큰 보탬이 됨을 알려야 한다.

아이에게는 본래 빛나는 생명력이 있다. 아토피 환아는 스테로이드제를 비롯해 항히스타민제, 항알레르기제, 항우울제, 수면제 등으로 억눌려 생명력의 발로를 찾아내지 못하고 이른 나이에 위축되어 버리고 있다. 의사는 그것들로부터 아이를 해방시키는 데 도움을 주는 역할인 것이다.

생활 지도의 기본

생활 지도는 개개인의 질병상태에 맞추어 섬세하게 실시해야 하지만, 기본이 되는 사항이 있다.

식사 저녁식사는 적게 한다. 지방, 생야채, 생과일은 먹지 않는다.
차가운 것은 피한다.
설탕, 소금, 기름 종류와 섭취하는 방법에 주의한다.
육류는 적게 먹는다.
취침전 4시간은 먹는 것을 삼가한다.

수면 자정 전후 4시간은 확실히 잔다. 3대 알레르기(아토피피부염, 천식, 알레르기성 피부염)는 특히 이 시간대에 잘 발생한다.

입욕 39~40℃의 더운 물로 반신욕을 40분 실시해 충분히 냉기를 제거한다.
샤워는 가려움을 유발하므로 삼가하는 편이 좋다.
비누로 문지르지 않는다.
오일을 바르고 입욕하는 것도 좋다.

스트레스 스트레스가 쌓이지 않도록 한다.

식사에 대해서 필자는 아토피피부염의 환자나 그 가족에게, 어느 시간에 무엇을 먹었는지에 대하여 매일의 자세한 식단표를 만들게 하고, 다음 진찰시에 가져오도록 하고 있다. 기입된 메뉴나 소재를 일일이 상세하게 체크해서 적합하지 않은 음식물은 먹지 않도록 지도한다. 같은 된장국이라도, 인스턴트 제품은 먹지 않아야 하며, 원재료로 확실히 끓여 **우려낸 것**이 아니면 안된다. 아이는 맛있는 것이 아니면 좀처럼 먹지 않기 때문에, 아토피 환아의 엄마는 요리솜씨가 능숙해야 한다. 때로는 만드는 방법까지 지도하는 경우도 있다.

덧붙여 미리 방지하기 위하여 임신시부터 음식을 주의할 필요가 있다. 그렇지 않으면, 태어난 유아가 곧바로 아토피피부염에 이환할 위험성이 높다. 모유를 먹이고 있는 동안은 나쁜 것은 먹어서는 안되고, 생후 8개월까지는 엄격하게 식사제한을 한다. 모유의 양질도, 좋은 것이 나오도록 신경쓴다. 엄마가 돌보지 않으면, 곧 바로 아이가 아토피를 발병한다는 사례가 매우 많다. 엄마도 아이도 동시에 아토피라고 하는 사례가 빈번한 것이다.

메디케어(의료) 반, 셀프케어(생활의 방법) 반이라고 말했지만, 의료의 반은 한방약, 나머지반은 피부에 대한 다양한 처치이다. 생활습관지도에서는 식사에 관한 것이 반, 그 외에 일상생활에서의 주의할 점이 절반이다. 이것으로 정확히 100%의 치료가 이루어진다.

입욕시에는 특히 건조한 피부의 경우 미지근한 목욕탕에 몸을 천천히 담가 피부가 불을 만큼 수분을 머금게 하고 목욕탕에서 나오면 그 수분이 곧바로 증발하지 않도록 연고를 바르면 좋다.

또, 겨울에는 저장한다라는 관용구가 있듯이 에너지를 축적하는 계절로, 영양의 섭취가 중요해진다. 동물성·식물성의 단백질을 충분히 섭취해야만 한다. 야채류(비타민), 해초류, 지방(올리브 오일)등을 과함이나 부족함 없이 섭취해야 할 필요가 있는 등, 식생활을 개선하도록 한다.

시험식 · 치료식

아토피피부염은 일반적으로 만성으로 경과하는 것이 많고, 오래 끄는 것일수록 낫기 어려워진다. 만성이 되지 않기 위해서는 치료와 함께 다양한 원인을 찾아 그 원인을 피하도록 유의해야 할 것이다. 만약 식사 때문이라고 생각되는 경우에는 당원에 있어서는 이하와 같은 시험식·치료식을 권하고 있다. 하나의 예로서 참고해 주기 바란다.

1일째 절식한다. 엽차+소금. 죽 한그릇을 1/3씩 하루 3회에 걸쳐 먹음.
2일째 보통죽·소금·매실장아찌.
3일째 쌀밥·빵·우동을 위주로 하여 야채·미역 등의 해초류를 추가.
4일째 주식·두부·간장·청국장·콩류를 추가.
5일째 야채의 종류를 늘린다.
6일째 우유(소량에서부터 서서히 양을 늘린다).
7일째 흰살 생선을 추가.
8일째 계란·계란찜·계란순두부 등 - 소량에서부터 서서히 양을 늘린다
9일째 닭고기(우선 가슴살부터 추가).
10일째 붉은살 생선.
11일째 쇠고기(지방이 없는 부위부터).
12일째 돼지고기(소량으로 시작한다).

위의 예시는 알레르겐이라고 생각되는 식이를 매일 소량씩 추가해 나가는 것에 특징이 있다. 예를 들면 만약 우유가 알레르겐이라고 생각되는 경우에는 1/10 정도의 소량으로부터 시작해 서서히 양을 늘리고, 동시에 점점 진하게 해 시간을 들여 체질을 길들여 간다. 그렇게 하면 문제없이 먹을 수 있게 되는 것이다. 이것을 치료식이라고 한다.

또 시험식이란, 이전까지 별탈 없었던 식품 재료에 대해 그것을 차례차례로 매일 늘려 가고, 무엇을 먹었을 때에 증상이 나오는지를 조사하는 것을 말한다. 원인이 판명되었을 경우에는 앞에서 본 우유와 예와 같이, 소량씩을 매일 증가시켜 간다.

덧붙여 이 방법은 의료 기관에서 약을 사용해 실시하는 주사에 의한 면역요법과 취지가 같다.

일상생활과 알레르겐

피부염을 반복해 발병하는 경우에(환자본인이나 가족에게) 잘 귀기울여 보면, 상당한 빈도로 알레르겐이라고 간주되는 것들과 일상적으로 접하고 있음은 앞에서 설명한 바이다. 일상생활 중에는 어떤 알레르겐이 있는 것일까. 아래에, 자주 나타나는 알레르겐을 몸의 부위별로 나열해 보았다.

머리 부분 샴푸, 린스, 탈색제, 백발 염색, 모발용 화장품, 스프레이.

이마 두발 화장품, 백발 염색, 모자의 안쪽의 가죽, 앞머리 단발머리형 스타일.

귀 이어링(니켈 및 기타금속), 안경(플라스틱 프레임), 백발 염색, 두발 화장품, 외용제, 성냥개비, 기타 귀에 착용하는 것.

안검 안약, 안대, 아이메이크업 제품, 주름제거, 아이크림, 국소마취제.

협부 기초 화장품, 메이크업용 화장품, 비누, 외용제, 식물(산, 들에서 직접 접촉), 직업성 피부염.

입술 립스틱, 치약, 칫솔, 치아의 금속, 그 외의 치과 용품.

경부 목걸이, 지퍼, 향수, 오데코롱, 화학 섬유, 의류, 모피, 하이넥 울 스웨터.

액와부 탈모용 제품, 땀의 수렴제, 향수, 비누, 의류.

찾아보기

ㄱ

ㄴ~ㄹ

ㅁ~ㅂ

ㅅ

ㅇ

ㅈ

ㅊ ~ ㅎ